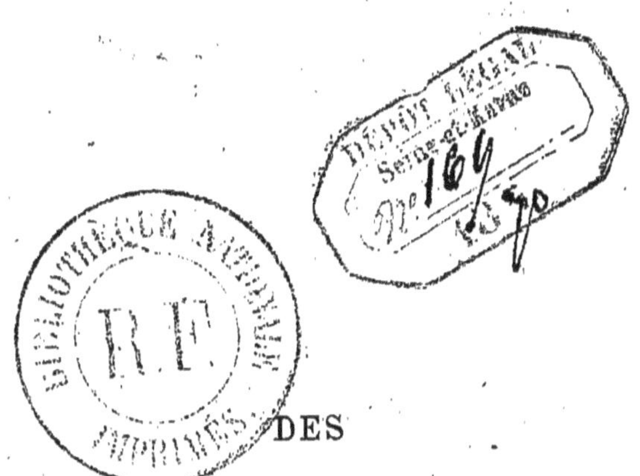

DES

MALADIES

DU CŒUR

COURS DE CLINIQUE MÉDICALE

DES

MALADIES DU CŒUR

PAR

S. BOTKIN

Professeur de clinique médicale à l'Académie médico-chirurgicale
de Saint-Pétersbourg.

PARIS

GERMER BAILLIÈRE, LIBRAIRE-ÉDITEUR

RUE DE L'ÉCOLE-DE-MÉDECINE, 17

1870

INTRODUCTION

Les devoirs les plus importants et les plus essentiels de la médecine pratique sont : de prévenir les maladies, de traiter celles qui se sont déjà développées, et enfin de soulager les souffrances de l'homme malade. La seule voie qui permette de remplir complétement cette tâche si importante consiste dans l'examen de la nature, dans les recherchés de l'organisme animal sain et de l'organisme animal malade. L'emploi des connaissances ainsi acquises, dans un but humain, chez un malade pris individuellement, est ce qu'il y a d'essentiel dans la médecine clinique qui, bien qu'elle ne forme qu'une partie des sciences naturelles, n'est cependant pas une science indépendante, particulière.

Si la vie de l'organisme animal était soumise à des lois mathématiques exactes, l'emploi de nos connaissances naturelles, dans un cas individuel, ne présenterait aucune difficulté. Le médecin praticien pourrait alors déterminer avec la précision d'un mécanicien les lésions qui se rencontrent dans tel sujet ou dans tel autre et, d'après ce qu'il aurait trouvé, appliquer telle ou telle mesure qui pût compenser une infirmité quelconque.

Mais le mécanisme et la chimie de l'organisme humain sont tellement compliqués que, malgré tous les efforts de l'esprit humain, on n'a pas encore réussi, jusqu'à présent, à découvrir des lois mathématiques pour les différents phénomènes vitaux de l'organisme sain et de l'organisme malade. Il en résulte que les sciences médicales conservent l'empreinte de l'inexactitude et que leur emploi chez un malade pris individuellement rencontre de très-grandes difficultés. Celui qui connaît l'algèbre n'éprouvera jamais d'embarras dans la résolution d'équations à une ou plusieurs inconnues; mais les choses s'arrangent autrement quand il s'agit de résoudre les problèmes de la médecine pratique. On peut très-bien connaître la physiologie, la pathologie et les remèdes que nous employons dans le traitement de l'organisme malade, et cependant n'être pas en état de résoudre un problème qui se présente, restât-il en deçà des limites du possible, si l'on n'est pas exercé à appliquer ces connaissances chez un malade pris individuellement. Cet art qui consiste à appliquer nos connaissances naturelles à un cas concret, forme la partie essentielle de l'art médical qui est ainsi le résultat de l'inexactitude des sciences médicales. Il est manifeste que cette importance de l'art médical diminuera d'autant plus que nos connaissances seront plus exactes et plus positives. Combien devait être grand, autrefois, l'art du médecin, qui sans connaître ni physiologie ni pathologie, sans avoir à sa disposition, pour les recherches, les méthodes chimiques et physiques, avait néanmoins la mission d'être utile à son prochain en le soumettant à un traitement médical. Pour pouvoir remplir cette tâche difficile, il fallait une longue

expérience et avoir reçu de la nature un don particulier.
— Aujourd'hui que les sciences accessoires présentent
un perfectionnement toujours croissant, l'art médical
est accessible à tout le monde; néanmoins celui qui
l'étudie ne peut se soustraire à la nécessité de s'appro-
prier, par l'expérience, l'aptitude dont il a besoin pour
employer les données de la science dans tel cas qui se
présente.

Tout médecin acquiert, le long de sa pratique, cette
aptitude à un degré différent, suivant la somme des
matériaux, ou suivant le travail plus ou moins scientifique et l'analyse des faits qui se présentent à son observation. Mais ce n'est pas seulement par une expérience
personnelle que cette aptitude peut être acquise, elle se
communique aussi par la tradition, elle s'obtient sous
la direction d'un médecin expérimenté et forme ainsi
la matière de l'enseignement clinique. Celui qui, malgré
toutes les connaissances théoriques qu'il possède, ne
veut pas s'exposer à un embarras très-pénible, quand,
pour la première fois, abandonné à lui-même, il s'ap-
proche du lit d'un malade, doit avoir, et nécessairement
cela, d'une façon absolue, cette science, cette habitude
à résoudre les problèmes pratiques, avec le secours
d'un guide. L'organisme animal qui se trouve exposé
à l'influence des relations extérieures, présente des phénomènes si variés de sa vie physiologique et patholo
gique, que l'activité d'un seul médecin, quelque loin
qu'il puisse la pousser, ne suffit pas pour connaître
toutes les individualités qui sont si diverses. Cette circonstance doit toujours être présente à l'esprit, surtout
dans l'enseignement clinique qui se trouve limité à un

si court espace de temps. Une fois que nous serons persuadés qu'il est impossible pour le commençant de connaître, dans le cours de son instruction clinique, toutes les manifestations vitales, individuelles et si diverses de l'organisme malade, la tâche la plus importante du professeur de clinique sera de donner une méthode, à l'aide de laquelle le jeune praticien se trouvera en état d'appliquer plus tard, de lui-même, ses connaissances médicales théoriques, auprès des malades qui se présenteront à lui dans le cours de sa pratique.

Après avoir fait une étude préalable des sciences naturelles, des manifestations vitales qui se montrent chez l'homme sain et chez l'homme malade, dans des conditions diverses, ainsi que des moyens dont on se sert dans les différentes méthodes d'examen, celui qui commence à s'occuper de médecine clinique doit apprendre, sous la conduite d'un maître, l'art d'employer les connaissances qu'il a acquises à résoudre les questions pratiques suivantes qui se présenteront à lui, dans chaque malade : en quoi consiste l'individualité du malade observé, et quelles sont les règles qu'il faut suivre pour éloigner ou pour diminuer les manifestations pathologiques de sa vie? La question qui s'occupe d'empêcher le développement des maladies, appartient à une science médicale particulière, à l'hygiène.

Comme l'indication du traitement se trouve déterminée, en résolvant d'une façon ou d'une autre, la première question, on comprend très-bien combien il est important d'obtenir, pour déterminer une individualité donnée, un degré plus ou moins grand d'exactitude. Un examen aussi étendu et aussi impartial que possible du malade, une critique éclairée des faits que cet examen a fait trouver, forment une base très-importante pour y asseoir les conséquences théoriques, les hypothèses que nous sommes obligés de poser dans chaque cas qui se présente à nous. Et plus cette hypothèse se rapprochera de la vérité, plus seront nombreux les faits sur lesquels elle s'appuie, et plus sera scientifique la critique éclairée qui en a été faite. On voit par là que les faits obtenus par l'examen d'un malade forment la base la plus importante de nos hypothèses ou du diagnostic que nous établissons.

Pour faire ressortir ces faits on peut commencer de deux manières : habituellement le malade est interrogé tout d'abord sur ses impressions subjectives; les données qu'il fournit sur tel ou tel phénomène pathologique donnent au médecin le fil conducteur qu'il doit suivre pour les autres questions qu'il a à lui adresser. Vient ensuite la réunion des faits objectifs, c'est-à-dire des symptômes qui se présentent au médecin lui-même pendant l'examen du malade. Ici le médecin fait précéder cette dernière méthode de recherche, de l'examen des symptômes subjectifs. Cette marche de l'examen est avantageuse sous ce rapport qu'elle exige moins de temps, surtout quand le malade appartient à cette classe d'individus qui sont habitués à s'observer eux-mêmes, et qui sont à même de faire part de leurs sensations pathologiques.

Dans le cours de mon enseignement clinique, comme professeur, j'ai été cependant convaincu que cette marche à suivre dans l'examen des malades était très-difficile pour un commençant, puisque le pratiquant perd ainsi la tranquillité et la liberté d'esprit qui lui sont si néces-

saires dans les méthodes d'examen des phénomènes objectifs. Si les méthodes que nous possédons pour rechercher les phénomènes objectifs présentaient une précision
mathématique, naturellement elles ne dépendraient pas
en quelque façon de la personnalité de celui que l'on
examine, ainsi que cela est le cas dans l'état actuel de la
médecine pratique. Le jeune praticien qui entend plusieurs malades se plaindre de toux et de dypsnée, trouve
souvent en examinant un malade, en percutant et en
auscultant les parties supérieures du thorax, une diminution du son, et des modifications dans les bruits respiratoires, dans des cas où aucun phénomène de ce genre
n'existe. L'objectivité de l'observateur ne se forme surtout que quand le praticien ne considère au début son
malade que comme un corps physique simple et cherche
provisoirement à oublier que ce corps possède la faculté
de communiquer ses impressions. De plus, il ne doit pas
oublier, naturellement, qu'il a affaire à un organisme vi-
vant, sensible. C'est pour cela, quand nous examinons
un malade, que nous commençons par déterminer les
faits que nous pouvons obtenir par les différentes méthodes qui nous permettent de rechercher les phénomènes
objectifs. C'est à ces méthodes qu'appartiennent l'inspection générale de tout le corps du malade, de son squelette, de son système musculaire, la détermination du
degré de développement de la couche adipeuse sous-cu-
tanée, l'inspection de sa peau, la détermination de sa
température, de son degré d'élasticité, l'inspection des
muqueuses accessibles à un examen (muqueuses de l'œil,
de la bouche, des lèvres, etc.). De plus, il faudra déterminer le nombre et le caractère des mouvements respi-

ratoires; ensuite on examinera l'état des artères de la périphérie, le nombre et le caractère des pulsations, le siége du choc du cœur que l'on peut apercevoir et sentir, l'espace qu'il occupe et sa force, le nombre et le rhythme des contractions cardiaques. Ensuite nous examinons l'abdomen, au moyen de la palpation, et nous passons de là à l'examen de la cavité thoracique et de la cavité abdominale au moyen de la percussion et de l'auscultation. Enfin nous déterminons la quantité et la qualité des diverses excrétions pathologiques et physiologiques.

Tout en énumérant ici les méthodes qui nous servent à rechercher les phénomènes objectifs, nous ne devons pas nous arrêter à un ordre déterminé et lui accorder une valeur essentielle. Cet ordre se trouve arrangé dans la plupart des cas par un état ou par un autre que présente le malade et que nous apprenons à connaître par les données de l'examen. Lorsque, au moyen des différentes méthodes d'examen qui nous permettent de reconnaître les phénomènes objectifs, nous avons rassemblé les faits, on commence à interroger le malade sur ses sensations subjectives, et on lui pose cette question : De quoi vous plaignez-vous en ce moment? Cette dernière méthode d'examen présente beaucoup de difficultés pour tout commençant, d'abord parce que beaucoup de sensations morbides n'ont aucun caractère précis, déterminé, et, en second lieu, on rencontre rarement des gens qui sont à même d'analyser clairement les sensations morbides qu'ils éprouvent. On rencontre très-souvent des hommes qui ont une aptitude peu développée pour analyser des sensations particulières. Ce manque d'analyse est un phénomène presque constant chez des hommes dont l'intelligence est peu développée et dont l'activité a été principalement bornée à des contractions musculaires. Cette aptitude à analyser des sensations particulières peut aussi manquer chez des sujets qui, du reste, ont une intelligence très-bien développée. C'est à cette dernière catégorie qu'appartiennent surtout ces hommes qui ont été rarement malades, et sont peu au fait des diverses sensations morbides. D'un autre côté, on rencontre assez souvent des sujets qui exagèrent leurs sensations. C'est ici qu'il faut ranger les hommes qui ont été souvent et longtemps malades, dont les appareils nerveux sensibles sont excités par une cause ou une autre qui réside très-souvent dans leur organisme propre.

Comme l'aptitude à analyser des sensations particulières dépend des divers états que présentent les appareils sensitifs périphériques, du différent degré de conductibilité des mécanismes centripètes, et des terminaisons centrales qui se trouvent dans la pulpe cérébrale, on comprend que cette aptitude se manifestera de façons très-diverses, suivant les particularités que présentent toutes ces diverses parties de l'appareil qui permet de se rendre compte des sensations dont on a conscience. De plus, il faut encore que l'individu soit à même de faire part de ces sensations. On comprend que cet acte ainsi compliqué est la cause de difficultés immenses, que le médecin rencontre quand il examine les sensations subjectives du malade ; tantôt c'est la sensibilité de l'appareil sensitif périphérique qui est émoussée, ou bien c'est l'irritabilité de l'appareil central qui est développée à un degré plus fort ou à un degré moins fort.

On peut trouver dans l'organisme des lésions anatomiques considérables, sans que le patient accuse des sensations morbides d'une force particulière; et réciproquement des altérations anatomo-pathologiques insignifiantes peuvent être accompagnées d'une série indéfinie des plaintes les plus diverses. Si le commençant a fait précéder l'examen des phénomènes subjectifs de celui des phénomènes objectifs, il sera en état de porter un jugement sain sur les plaintes d'un malade dont le système nerveux a une sensibilité exaltée, sans cependant courir le risque de négliger des altérations pathologiques importantes chez des sujets qui accusent peu de souffrances. Cet examen préalable des symptômes objectifs nous donne surtout la possibilité de guider le malade quand il nous fait part de ses sensations.

Les premières questions doivent se rapporter aux phénomènes pathologiques les plus importants, que l'on a observés chez le malade dans un temps donné, ensuite nous complétons l'examen que nous avons entrepris par des questions qui ont rapport à l'état des diverses fonctions physiologiques; nous gardons à ce sujet un certain ordre. Les organes et les fonctions sur l'état desquels nous interrogeons le malade peuvent être réunis dans la série suivante : organes de la digestion, de la circulation, de la respiration ; organe de la sécrétion, de l'urine, de la sueur, de la salive, etc.; mouvements, sensibilité, organes des sens, sommeil et organes sexuels. Nous faisons en sorte ensuite de savoir quel est le mode d'existence du malade, sa position sociale, et quand enfin nous avons déterminé son état actuel (status præsens) nous l'interrogeons sur sa vie passée : nous devons alors porter la plus grande attention sur le moment où se sont produits les symptômes de la maladie fondamentale.

Lorsque nous avons réuni, de cette manière, tous les faits physiologiques et pathologiques que nous présente le cas donné, nous passons au développement de la *théorie* de ce cas. Cette théorie doit tirer son origine de l'*analyse critique* de tous les faits qui ont été trouvés. Plus le savoir d'un médecin sera profond et étendu, plus la critique des faits sera juste et plus seront justes naturellement aussi l'hypothèse, le résultat de l'analyse critique de tous les symptômes qui ont été découverts. Cette hypothèse forme même, ainsi que nous l'avons dit plus haut, le diagnostic de la maladie dont est affecté le sujet que l'on examine. Notre théorie renfermera donc la détermination des *causes* des divers états pathologiques et le pronostic de la marche ultérieure et de la terminaison de la maladie.

Pour pouvoir baser les conclusions que l'on doit tirer de tout ce que l'examen a fait découvrir, nous posons les indications du traitement et du régime du malade et nous passons ensuite à l'observation de la marche de la maladie et au traitement ultérieur du malade; en même temps se trouve confirmée ou contredite la théorie que nous avons établie sur le cas individuel. On ne doit cependant pas oublier que la confirmation complète de cette théorie n'a lieu que dans les cas malheureux où tous les efforts de notre traitement ont été infructueux : c'est ainsi, qu'après la mort, l'*examen anatomique* consécutif ou contredit notre hypothèse ou lui donne l'importance d'un fait. Ce n'est qu'en contrôlant ainsi son hypothèse que le vrai médecin praticien peut se développer. Il n'y a pas de matériaux, quelque nombreux qu'ils puissent être, qui puissent suffire pour donner à l'art un juste développement, pour employer dans un but humain les connaissances médicales qu'il a acquises auprès d'un malade pris individuellement, si le médecin n'est pas en état de contrôler, de temps en temps, ses hypothèses sur la table de dissection.

Tout ce qui a été dit touchant l'examen du malade, l'analyse des faits qu'il a fait découvrir, et les conclusions qui doivent servir de base au traitement, varie à un très-haut degré dans chaque cas qui se présente à l'observation; et ce n'est que la solution connue de toute une série de problèmes pratiques qui permet d'atteindre le but humain des sciences médicales. La pratique que l'on acquiert dans la résolution de ces questions forme l'*instruction clinique*.

Nous pouvons emprunter aux traités et aux monographies qui ont été publiés sur les diverses branches de la pathologie spéciale et de la thérapeutique, les connaissances précieuses que nous devons posséder sur les phénomènes de la vie pathologique de l'homme en général, sur une méthode ou sur une autre de traitement de telle ou telle maladie. Malheureusement le mode d'emploi de ces connaissances chez un malade pris individuellement est abandonné au jugement de chacun. Chaque médecin se compose une méthode propre et emploie ses connaissances de la manière qui lui est le plus commode. L'art qui consiste à appliquer ces connaissances dans les cas individuels ne s'acquiert pas facilement, et chacun de nous traverse une série de doutes très-douloureux et de fautes, avant de posséder l'art d'appliquer justement, dans un but humain, et avec une conscience tranquille, ses connaissances médicales théoriques.

Le désir de faciliter, ne serait-ce qu'en quelque chose, les premiers pas du débutant quand il est obligé de pratiquer seul, de diminuer en quelque chose des embarras inévitables, et par conséquent d'arranger, pour d'autres, sous forme de matériaux d'instruction, ce que j'ai acquis comme professeur de clinique dans le cours des sept années de mon enseignement, m'a déterminé à tenter la publication de mes *leçons cliniques sur les maladies internes*. La première livraison de cet ouvrage renferme l'analyse d'un malade.

On peut me faire, à ce sujet, un reproche d'avoir affecté toute cette livraison à l'analyse d'un seul cas, et de ne pas présenter plusieurs histoires de malades qui offrent des états pathologiques analogues. Le but de cet ouvrage n'est pas d'augmenter les matériaux casuistiques, mais j'ai le désir de faire part à mes confrères du mode et de la manière dont je procède à l'examen et quelle est la marche de mes pensées. Ce mode et cette manière, je les ai acquis par des observations cliniques et anatomo-pathologiques continuées pendant de longues années, et leur résultat se trouve, sans le vouloir, appliqué à chaque nouveau cas.

L'époque à laquelle paraîtront les livraisons suivantes et ce qu'elles renfermeront, seront déterminés par les matériaux et par d'autres circonstances indépendantes de ma volonté.

MALADIES DU CŒUR

CHAPITRE I

EXAMEN DU MALADE

B..., sous-officier réformé, âgé de 47 ans, entra le 29 novembre 1866 à la clinique thérapeutique de l'Académie médico-chirurgicale de Saint-Pétesbourg.

SYMPTOMES OBJECTIFS. — Le malade est pâle; en examinant son squelette, on voit qu'il est d'une constitution moyenne. Le tissu graisseux sous-cutané et les muscles sont peu développés. La peau ne présente aucune éruption, sa température n'est pas augmentée, son élasticité est diminuée. Le ventre, comparé à la maigreur de tout le corps, est augmenté de volume, surtout dans sa partie inférieure. Les muqueuses sont pâles; les sclérotiques présentent une teinte ictérique; la langue est nette et anémiée; la paupière gauche est abaissée de moitié; le sourcil gauche, l'aile gauche du nez, ainsi que l'angle de la bouche du même côté, sont de même un peu abaissés. La joue gauche est beaucoup plus gonflée que la joue droite. Les muscles du bras gauche et de la jambe droite paraissent plus faibles que ceux des extrémités opposées, et ne peuvent pas supporter un peu de fatigue. L'épaule droite est plus haute que la gauche; la clavicule droite fait un peu saillie en avant. Les fosses sus-claviculaire et sous-claviculaire sont plus profondes du côté droit que du côté gauche. L'omoplate droite est plus élevée que la gauche. La moitié droite du thorax paraît en arrière plus bombée que la moitié gauche. A l'inspiration, les deux moitiés droite et gauche de la poitrine se dilatent en avant d'une manière tout à fait symétrique, tandis qu'en arrière le côté droit se dilate moins que le côté gauche. Les artères temporales semblent plus sinueuses que d'habitude. Le nombre des pulsations, quand le malade est tranquille, est de 74, mais il monte à 93 quand il fait un léger mouvement. Le pouls est bondissant. Il disparaît rapidement sous le doigt, après qu'il l'a touché. Nous remarquons de plus que chaque pulsation est petite, et qu'une faible pression du doigt sur l'artère radiale le fait complétement disparaître. Quand la pulsation a disparu, on sent toujours l'artère radiale sous la forme d'un cordon, les artères brachiales paraissent de plus inégales et sinueuses. En auscultant les petites artères au moyen du stéthoscope, on n'entend en elles aucun bruit. Les pulsations des carotides sont apparentes; quand on les palpe, elles semblent épaissies; en appliquant le doigt sur elles, on perçoit une sensation particulière de bourdonnement. Le choc du cœur est apparent dans trois espaces intercostaux; il est surtout très-prononcé entre-la sixième et la septième côtes, à gauche du mamelon; la force du choc du cœur est plus grande qu'à l'état normal, il n'existe pas de faux pas; chaque contraction cardiaque produit une pulsation.

A la percussion on remarque, au-dessous de la clavicule droite, une matité à peine perceptible, qui apparaît d'une façon très-manifeste à l'extrémité acromiale de cet os. Au-dessus de la clavicule et sur cet os le son produit par la percussion semble également plus obscur; la matité se perd au-dessous de la seconde côte. A gauche, au-dessous de la troisième côte, on perçoit une matité à peine sensible et à la quatrième côte commence la matité complète produite par le cœur, qui s'étend à gauche du mamelon jusqu'à l'espace intercostal situé entre la septième et la huitième côtes. Dans le diamètre transversal, la surface de la matité occupée par le cœur est bornée par la ligne parasternale droite. Cette matité commence à la quatrième côte et en bas, elle se transforme pour constituer la matité du foie. A gauche, le diamètre transverse s'étend jusqu'à la ligne mamillaire gauche. Vers les limites de la surface occupée par la matité du cœur, cette matité disparaît dans les inspirations profondes et est remplacée par le son rendu par les poumons. La matité absolue du foie apparaît, quand le malade est debout, sur la ligne mamillaire, à la sixième côte, et sur la ligne axillaire, à la huitième côte; à cet endroit, comme au précédent, le son ne se modifie pas pendant l'inspiration. Le long de la ligne mamillaire on obtient la matité du foie à trois travers de doigt, au-dessous du rebord des côtes; le long de la ligne médiane, la matité s'étend à quatre travers de doigt, au-dessous de l'appendice xyphoïde, et à gauche elle dépasse la ligne mamillaire. A la palpation, la superficie du foie paraît lisse et unie.

La matité de la rate commence à la neuvième côte;
ici le son est plein pendant l'inspiration. Les diamètres
de la rate ne sont pas agrandis. Quand on percute la région du foie, surtout cette partie de l'organe qui fait
saillie au-dessous des côtes, le malade se plaint de douleurs. La partie inférieure de l'abdomen donne un son
mat, dont le niveau se trouve à un travers de main au-
dessous de l'ombilic; à cet endroit, on remarque de la
fluctuation. En arrière de la moitié droite du thorax, le
son est plus mat qu'à gauche; vers le bas, cette matité
devient absolue. Le long de la ligne axillaire, le son est
également mat, cependant cela est moins accentué que
sur le dos. Dans les endroits où le son est mat à la percussion, les vibrations de la cage thoracique sont affai-
blies.

A l'auscultation, on entend à l'endroit où le choc du
cœur est le plus prononcé, au lieu de deux bruits, deux
souffles. Vers la droite, on perçoit un premier bruit plus
faible, accompagné de souffle; en déplaçant le stéthoscope vers la gauche, on n'entend pas le premier bruit, et
l'on ne remarque que des souffles plus faibles. En se dirigeant vers le haut, le premier souffle est plus court, le
premier bruit est plus faible; le second souffle est de plus
en plus accusé et prolongé, et à l'endroit qui correspond
à la crosse de l'aorte, on entend enfin de nouveau un premier souffle léger et court, et un second souffle très-prononcé et prolongé, sans que l'on perçoive de bruit. Dans
l'artère pulmonaire, les bruits sont couverts par les souffles. Dans les carotides, le premier bruit est prolongé,
divisé et accompagné d'un souffle à peu près nul; le second bruit est remplacé par un souffle. En avant, du

côté gauche de la poitrine, on entend le murmure vésiculaire depuis le haut jusqu'au bas; à droite, au-dessous de
la clavicule, le murmure respiratoire est plus faible, l'inspiration est plus courte et l'expiration prolongée; çà et
là apparaissent des râles sibilants; à droite et en arrière,
le murmure vésiculaire est de plus en plus faible à mesure que l'on descend. Il y a vingt-cinq respirations par
minute.

L'expectoration et la salivation sont peu abondantes.
La quantité d'urine rendue, chaque jour, est de 680 centimètres cubes; le poids spécifique de ce liquide est de
10 25, la réaction est acide; l'urine ne contient ni sucre,
ni albumine, ni pigment biliaire. Le poids des chlorures
pour les vingt-quatre heures est de 8 grammes; celui de
l'urée est de 24 grammes; les selles sont peu abondantes,
liquides et colorées en jaune.

PHÉNOMÈNES SUBJECTIFS. — Le malade se plaint de
dyspnée, de céphalalgie, de douleurs dans le tiers inférieur du sternum et dans la région du foie, de perte d'appétit et d'une faiblesse générale.

ANAMNESTIQUES. — La dyspnée apparut, pour la première fois, chez le malade, à un léger degré, il y a six
mois, après une marche rapide; plus tard, elle se montra
plus forte, et cela deux ou trois semaines après une
maladie que fit le patient, qui dura deux mois et qui
était caractérisée par de la toux et un point de côté à
droite. Quelques semaines avant la toux, le malade fut
pris d'une attaque de choléra, avec de la diarrhée, des
vomissements et des crampes. La dyspnée s'étant consi-

dérablement accrue, il se montra un œdème des pieds, ensuite le ventre se mit à augmenter de volume; l'œdème des pieds disparut quand le malade commença à pouvoir moins marcher.

Les douleurs de la région du sternum et du foie étaient survenues après l'apparition de la dyspnée.

A part une attaque d'apoplexie, le malade ne peut plus se souvenir d'aucune affection. L'apoplexie se montra chez lui, il y a vingt-cinq ans, subitement, sans prodromes, à la suite d'un abus longtemps prolongé des spiritueux; elle était accompagnée d'une perte de connaissance qui dura environ trois jours. Quand il eut repris connaissance, il remarqua qu'il ne pouvait plus remuer ni son bras gauche ni sa jambe droite, et que la paupière supérieure gauche recouvrait complétement l'œil. Ces symptômes de paralysie disparurent peu à peu dans l'espace de quelques mois et diminuèrent tellement que, dans ces derniers temps, le malade ne s'apercevait plus de la faiblesse des extrémités qui avaient été atteintes. Cependant de temps en temps il se plaignait de douleurs de tête. Depuis cette époque, le malade se restreignit dans l'emploi des spiritueux; cependant il n'y a que trois ans qu'il abandonna complétement l'eau-de-vie. Cet homme n'a jamais souffert de rhumatismes.

CHAPITRE II

ANALYSE DES FAITS TROUVÉS A L'EXAMEN

Après avoir pris connaissance des faits qui se sont présentés à l'examen du malade, notre première tâche doit être de les grouper d'une manière scientifique et ensuite d'en tirer des *conclusions*, sur les bases desquelles nous puissions établir les indications du régime et du traitement du sujet en question. Tout d'abord nous analyserons les altérations si bien marquées que présentent les organes pectoraux du patient

AGRANDISSEMENT DU DIAMÈTRE LONGITUDINAL QUE PRÉSENTE LA SURFACE OCCUPÉE PAR LA MATITÉ DU CŒUR. — En examinant le malade, on trouve que le diamètre de l'espace occupé par la matité du cœur est considérablement agrandi.

La matité cardiaque s'étendait depuis la troisième côte, à la ligne parasternale gauche où elle commençait, jusqu'à l'espace intercostal qui sépare la septième et la huitième côtes; la limite inférieure était par conséquent plus basse de deux côtes qu'à l'état normal. En même temps le choc du cœur apparaissait, non pas à droite de la ligne mamillaire gauche, entre la quatrième et la cinquième côtes, ou entre la cinquième et la sixième côtes, mais bien plus à gauche du nombril dans la direction de la ligne axillaire, entre la sixième et la septième côtes; et même on le percevait dans plusieurs espaces intercostaux. Nous savons maintenant que l'agrandissement de l'espace occupé par la matité cardiaque peut être déterminé par diverses causes, par exemple par une accumulation de liquide dans la cavité du péricarde, de même aussi par l'augmentation de volume du cœur dans la dilatation de ses cavités avec hypertrophie ou atrophie de ses parois, etc. Dans le cas actuel, une circonstance milite beaucoup en faveur d'une accumulation de liquide dans la cavité du péricarde; c'est le choc du cœur lui-même qui est perçu entre la sixième et la septième côtes, tandis que la matité obtenue par la percussion se trouve environ à une côte au-dessous de la place où a lieu le choc cardiaque.

LE DIAMÈTRE LONGITUDINAL OBTENU A LA PERCUSSION SE TERMINE AU-DESSOUS DE LA PLACE OCCUPÉE PAR LE CHOC DU CŒUR. — La plupart des auteurs attribuent le choc du cœur à l'impulsion de la pointe de cet organe contre les parois thoraciques, et considèrent ainsi la place du choc de cet organe comme la limite inférieure, habituelle de son long diamètre. Dans la plupart des cas, l'espace occupé par la matité du cœur se termine à la place où a lieu le choc. Quand il existe une accumulation de liquide dans la cavité péricardique, on remarque encore au-dessous de la place du choc qui répond à la pointe, une matité qui correspond à l'espace occupé par le péricarde dilaté et augmenté de volume. Cette matité, qui s'étend ainsi au-dessous de l'endroit du choc du cœur, a été, jusqu'à présent encore, indiquée dans les meilleurs traités comme le symptôme le plus important d'une accumulation de liquide dans le péricarde. Cependant, d'après mes observations, cela n'est pas exact. Dans la plupart des cas d'hypertrophie avec dilatation concomitante du ventricule gauche, le choc du cœur ne répond pas à la pointe proprement dite de cet organe; la percussion montre généralement ici que le long diamètre du cœur s'étend un peu au-dessous de l'endroit du choc. Il y a des cas où la place occupée par le choc du cœur se trouve entre la cinquième et la sixième côtes, sur la ligne mamillaire, et beaucoup de médecins ne regardent pas le long diamètre de l'organe comme agrandi, tandis que la percussion nous convainc complétement que la limite inférieure du cœur se trouve, non pas entre la cinquième et la sixième côtes, ainsi que l'indiquait le choc, mais entre la sixième et la septième côtes, quand il n'existe aucune accumulation de liquide dans la cavité du péricarde. Ayant souvent vu, dans l'hypertrophie du ventricule gauche avec dilatation, l'espace occupé par la matité du cœur s'étendre au-dessous de la place où a lieu le choc, bien que cela ne fût pas constant, je fus convaincu que, pour déterminer avec exactitude le long diamètre du cœur, il fallait s'en tenir toujours à la percussion. Si le choc ne correspond pas à la limite inférieure du cœur, obtenue par la percussion, cela dépend probablement en partie des divers degrés de réplétion et de vacuité plus ou moins complète des ventricules du cœur. J'ai remarqué, en effet, que chez un seul et même individu l'étendue de la matité, à partir de l'endroit où le choc du cœur est perceptible, ne reste pas constamment la même. Ainsi, chez notre malade, la matité qui dépasse la place où se fait le choc du cœur, ne peut pas servir de preuve d'une accumulation de liquide dans le péricarde, puisque, d'ailleurs, la limite supérieure de la matité du cœur ne dépasse pas le niveau normal, ainsi que c'est le cas dans les accumulations de sérosité dans la cavité péricardique. En outre, l'espace occupé par la matité du cœur n'a pas la forme de ce triangle caractéristique à base dirigée en bas, qui s'observe dans des amas de ce genre.

AGRANDISSEMENT DU DIAMÈTRE DU VENTRICULE GAUCHE. — Pour fournir une base à ce que nous venons de dire, nous devons expliquer l'allongement du diamètre longitudinal de la matité cardiaque chez notre malade, par l'agrandissement du diamètre du ventricule gauche. Or, nous savons que l'augmentation du volume du ventricule gauche a lieu, ou à la suite d'une dilatation de sa cavité avec amincissement ou épaississement de ses parois, ou à la suite de l'hypertrophie de son tissu musculaire seul, sans modification correspondante de sa cavité. Si, dans le cas présent, l'augmentation de volume du ventricule gauche seul avait été déterminée par la dilatation de sa cavité, nous n'aurions pas remarqué que le choc du cœur avait été renforcé d'une façon anormale, ainsi que cela se présente chez notre malade. Le choc du cœur est si fort, que la paroi pectorale s'en trouve ébranlée dans une très-grande étendue ; cela montre que l'agrandissement du ventricule gauche n'a pas eu lieu seulement aux dépens de la dilatation. Nous devons donc admettre que le tissu musculaire du ventricule gauche s'est également hypertrophié de son côté; cela est d'autant plus probable que l'augmentation du choc du cœur est ici un phénomène constant et non pas temporaire.

Ce renforcement du choc pourrait aussi avoir lieu, sans qu'il existât d'hypertrophie du tissu musculaire, et pourrait être observé sous l'influence d'une augmentation dans la fonction du muscle. Dans le cas actuel, on observait hier et avant-hier ce renforcement du choc du cœur, et dans le cours de la maladie dont est affecté le sujet, nous l'observerons probablement encore longtemps.

Si toutefois le choc du cœur n'était pas augmenté, on ne pourrait cependant pas contester l'hypertrophie du tissu musculaire; le cœur hypertrophié peut se fatiguer comme tout autre muscle, et, sous l'influence de cette fatigue, les contractions peuvent être tellement faibles, que le choc est à peine perceptible. Il est manifeste que cet affaiblissement de l'activité cardiaque à la suite de la fatigue seule, sans qu'il existe aucune cause anatomique, ne peut pas être de longue durée. D'un autre côté, dans la dilatation de la cavité du ventricule gauche avec amincissement considérable de ses parois, il peut se produire des contractions qui se renforcent d'une manière temporaire, et qui se manifestent par une augmentation dans la force du choc du cœur. Comme chez notre malade, en même temps qu'il existe un agrandissement dans le diamètre longitudinal du cœur, on observe aussi un renforcement plus ou moins constant du choc, nous avons rai-

son de dire qu'il existe ici une dilatation de la cavité du
ventricule gauche avec hypertrophie de ses parois. Au
point de vue pratique, il est de la plus haute importance de
décider la question suivante : Jusqu'à quel point l'augmentation de volume du ventricule gauche dépend-elle de la dilatation de sa cavité, et jusqu'à quel point l'hypertrophie
du tissu musculaire est-elle proportionnée à l'agrandissement de cette cavité? Comme nous manquons de bons instruments à l'aide desquels nous puissions mesurer, dans
les différents cas, le degré de force du ventricule gauche et
l'exprimer par un chiffre, nous devons nous contenter,
à ce point de vue, de comparer entre eux les différents
malades atteints d'hypertrophie du ventricule gauche.
En comparant nos malades avec d'autres qui présentent
une hypertrophie du ventricule gauche, en même temps
que sa cavité offre un moindre degré de dilatation que
dans le cas actuel, nous pouvons nous convaincre qu'ici
le choc du cœur, bien que plus fort qu'à l'état normal,
ne paraît cependant, de loin, pas aussi renforcé que cela
a lieu dans d'autres formes. Nous comprendrons ainsi
cette disproportion qui, ici, frappe l'observateur expérimenté, quand il fait un examen comparatif du choc du
cœur et de l'agrandissement du diamètre de cet organe.

D'après les dimensions de ce diamètre, on devait s'attendre à trouver chez notre malade un choc beaucoup
plus fort. Cela seul nous donne déjà le droit de supposer
que le diamètre du cœur n'est pas plus agrandi à la suite
de l'hypertrophie de son tissu musculaire, qu'à la suite
de la dilatation d'une de ses cavités. Cela est également
confirmé par l'état du pouls : le pouls, ainsi que nous

l'avons trouvé, est en effet petit et disparaît facilement sous la pression du doigt.

AGRANDISSEMENT DU DIAMÈTRE DU VENTRICULE DROIT. — Avant de passer à la détermination des causes qui ont amené les modifications que présentent la cavité ainsi que le tissu musculaire du ventricule gauche, nous devons expliquer l'agrandissement dans le diamètre transverse de l'espace occupé par la matité cardiaque; ce diamètre, dans notre cas, s'étend de la ligne mamillaire gauche à la ligne parasternale droite.

Comme nous avons montré plus haut que chez notre malade il n'y avait aucune accumulation de liquide dans la cavité péricardique, et que l'on n'avait pas trouvé, le long de la ligne parasternale droite, d'adhérences de la plèvre (à la percussion de la poitrine, le long de la ligne parasternale, le son se modifiait dans les profondes inspirations à la limite de l'espace répondant à la matité du cœur), et comme enfin on ne pouvait pas admettre, dans le cas présent, l'existence d'une tumeur dans le médiastin antérieur, on peut donc attribuer, avec la plus grande vraisemblance, cet agrandissement du diamètre transversal de l'espace répondant à la matité du cœur, à l'augméntation du diamètre du ventricule droit. Cette augmentation peut être le résultat de la dilatation de sa cavité, avec amincissement ou hypertrophie de ses parois. Il serait très-important de reconnaître si, chez notre malade, il existe seulement une dilatation simple du ventricule, ou s'il y a en même temps une hypertrophie de ses parois et jusqu'à quel point la dilatation peut prévaloir sur l'hypertrophie. Malheureusement nous n'avons pas de symptôme suffisamment admissible qui nous permette d'établir un diagnostic différentiel nous faisant reconnaître ces deux états différents que présente le ventricule droit. L'anatomie pathologique nous apprend que l'hypertrophie du ventricule droit a lieu constamment en même temps que la dilatation de sa cavité; ce dernier état peut être plus ou moins développé, ce qui est extrêmement important pour raisonner convenablement le cas actuel. L'accent du second bruit dans l'artère pulmonaire a été regardé par beaucoup de médecins comme un signe qui permet de distinguer l'hypertrophie du ventricule droit d'avec sa dilatation; cependant ce signe n'a qu'une importance très-limitée. D'abord, l'accent du second bruit dans l'artère pulmonaire peut se montrer sans hypertrophie du ventricule droit, et uniquement sous l'influence de l'augmentation d'activité de son muscle; cet accent peut exister pendant plusieurs semaines et même davantage, quand la cause qui stimule cette action ainsi accrue du ventricule gauche, n'a pas été éliminée. Nous observons ce fait dans quelques cas d'affections du parenchyme pulmonaire quand l'écoulement du sang hors de l'artère pulmonaire se trouve empêché, ce qui ne fournit pas nécessairement une condition de l'hypertrophie du ventricule droit, surtout quand, de plus, l'alimentation est insuffisante. En second lieu, l'accent du second bruit dans l'artère pulmonaire peut se montrer pendant la distension du ventricule droit, sous l'influence d'un obstacle toujours croissant qui s'oppose à la déplétion de cette artère. Cet accent peut persister plus ou moins longtemps, suivant la durée de l'obstacle. Troisièmement enfin, on peut ne rencontrer aucun accent du second bruit dans l'artère pulmonaire, quand l'activité du ventricule se trouve, d'une manière temporaire, considérablement affaiblie ou que le contenu sanguin de l'artère pulmonaire a diminué. Il résulte évidemment de là que, pour distinguer la dilatation du ventricule droit de son hypertrophie, nous devons déterminer les causes qui peuvent amener tel état ou tel autre. Si nous sommes en état de constater qu'il existe depuis longtemps un obstacle quelconque à la déplétion de l'artère pulmonaire ou du ventricule droit, et si, de plus, il nous est possible d'exclure tous les processus pathologiques qui mènent à l'atrophie du tissu musculaire, on comprend facilement que l'on peut expliquer l'augmentation de volume du ventricule droit, quand la nutrition générale est bonne, plutôt par l'hypertrophie avec dilatation que par la dilatation seule, malgré l'existence ou l'absence de l'accent du second bruit dans l'artère pulmonaire. Nous n'avons aucun motif de supposer chez notre malade l'existence d'une inflammation de longue durée des feuillets de péricarde; cependant la dégénérescence graisseuse primitive des parois du ventricule droit joue, dans l'alcoolisme chronique du malade, ainsi que nous le verrons plus tard, un rôle qui n'est pas insignifiant. Malgré cela, nous devons admettre ici aussi l'existence d'une hypertrophie du tissu musculaire. En auscultant le cœur, nous avons entendu le premier bruit qui est produit par l'occlusion des valvules bicuspide et tricuspide, non pas à la pointe du cœur, mais plus vers la droite. A gauche du choc du cœur, on entendait un souffle systolique, dont la présence à cet endroit, en même temps que l'augmentation du diamètre transversal de la matité cardiaque, trouve

son explication dans l'occlusion incomplète (insuffisance)
de la valvule bicuspide. Par suite de cette insuffisance, il
se fait que, pendant la contraction du ventricule gauche,
une partie seulement du sang qu'elle contient, parvient
dans le système aortique; l'autre partie est refoulée dans
l'oreillette gauche, dont la déplétion est rendue plus difficile. Cela entrave également de son côté la déplétion des
veines pulmonaires, ce qui doit amener une stase sanguine dans les artères pulmonaires et, consécutivement,
dans le ventricule droit. L'action de ce ventricule a dû
augmenter; la longue durée de cette action a dû amener
une hypertrophie de ses parois; ainsi donc nous devons
supposer chez notre malade une dilatation du ventricule
droit avec hypertrophie de ses parois. L'accent du second bruit dans l'artère pulmonaire ne peut fournir ici
aucun signe diagnostique de l'hypertrophie du ventricule droit, car le second bruit de l'artère pulmonaire est
complétement recouvert par le souffle que nous ne pouvons cependant pas rapporter à l'insuffisance de la valvule
semi-lunaire de l'artère pulmonaire, parce que c'est dans
la direction de l'aorte qu'il se fait entendre avec le plus
de force.

Le praticien doit pouvoir distinguer, outre cette forme
de la dilatation du venticule droit qui reste dans le même
état, aussi bien pendant la vie qu'après la mort, et qui
est déterminée par des altérations anatomiques perma-
nentes, également la dilatation temporaire qui, correspondant à la distension plus ou moins grande du ventricule droit par le sang, se montre et finit par disparaître.
Malheureusement les auteurs n'ont apporté que très-peu
d'attention à cette dernière forme, c'est-à-dire à la dila-

tation temporaire du ventricule droit. Malgré cela, cette dilatation est très-importante quand il s'agit de juger d'une façon convenable l'état d'un malade, puisqu'elle nous donne des renseignements directs sur la force contractile du ventricule droit et sur l'augmentation ou la diminution de l'obstacle qui s'oppose à la déplétion de sa cavité. Comme nous observons notre malade depuis plusieurs jours, nous avons eu l'occasion de nous convaincre que le diamètre transversal ne reste pas sans présenter de changement. Le jour de l'admission du patient à notre clinique, l'espace répondant à la matité du cœur dépassait de la largeur d'un doigt la ligne parasternale droite; dans les deux premiers jours du séjour du malade à la clinique, le diamètre transversal n'atteignait plus, à cause du traitement approprié qui avait été employé, cette ligne parasternale. Ce symptôme fut accompagné d'une diminution considérable de la dyspnée et d'une très-grande amélioration dans l'état général. Maintenant le diamètre du ventricule droit est de nouveau agrandi, il atteint la ligne parasternale droite, et de nouveau la dyspnée a augmenté.

D'après ce qui a été dit, il est clair que, outre la dilatation constante (dilatatio) du ventricule droit avec hypertrophie, on a observé une dilatation temporaire que, pour la distinguer de la première, nous nommerons distension (distensio). Nous analyserons plus tard les conditions qui amènent cet état, après que nous aurons traité préalablement des autres lésions mécaniques qui existent dans le cœur.

CAUSES DE L'HYPERTROPHIE DU VENTRICULE GAUCHE. —

Après avoir démontré chez notre malade l'existence d'une dilatation de la cavité du ventricule gauche, avec hypertrophie de ses parois musculaires, nous devons déterminer les causes qui ont produit cet état. La pathologie nous enseigne que la dilatation de la cavité du ventricule gauche avec hypertrophie de ses parois est généralement un phénomène consécutif, qui se développe sous l'influence d'un obstacle longtemps persistant qui s'oppose à l'écoulement du sang hors de la cavité du ventricule gauche. Cet obstacle peut consister, comme on le sait, dans un rétrécissement de l'orifice aortique, ou dans une occlusion incomplète (insuffisance) des valvules de l'aorte. Dans le premier cas, le sang est retenu dans le ventricule gauche, à la suite du rétrécissement de la lumière de l'orifice de sortie ; dans le second cas, une partie du sang se trouve régurgitée de nouveau dans le ventricule, quand il a achevé de se contracter. La première conséquence de ces lésions mécaniques doit être une réplétion sanguine plus ou moins forte du ventricule gauche, qui peut conduire à la distension de sa cavité. Mais comme les contractions cardiaques sont soumises à l'influence d'un système nerveux muni d'appareils régulateurs, l'augmentation de la masse du sang dans le ventricule gauche est un excitant plus fort des contractions du cœur. Cette augmentation dans les contractions du cœur compense, jusqu'à un certain point, au début, les lésions mécaniques. Or, nous savons que l'accroissement de la fonction d'un muscle, quand l'augmentation de la perte est suffisamment compensée par l'accroissement de son action, conduit à l'hypertrophie de ce muscle avec augmentation du nombre des fibres musculaires. Cette loi de l'origine de l'hypertrophie musculaire sous l'influence d'un accroissement dans l'action, s'étend aussi bien aux muscles striés qu'aux muscles lisses, quand la nutrition est suffisante pour que les pertes puissent être couvertes avec un excédent.

Outre les altérations de l'orifice aortique et des valvules de l'aorte, dont nous avons parlé, tous les autres obstacles directs et indirects qui s'opposent à la déplétion du ventricule gauche peuvent être une cause de son hypertrophie. Si, par exemple, l'élasticité des parois artérielles diminue, il en sera de même par conséquent de la propriété qu'ont les artères de se laisser distendre sous l'influence de l'ondée sanguine et de se déprimer ; la déplétion de la cavité du ventricule gauche dans un système de canaux dont l'élasticité est diminuée, se trouve considérablement entravée, l'action du muscle cardiaque augmente et il finit par s'hypertrophier. La même chose a lieu quand le tissu des reins est tellement altéré qu'une partie plus ou moins grande des rameaux de l'artère rénale qui s'y distribuent est séparée de la circulation générale, ainsi que cela se voit dans les inflammations parenchymateuses et interstitielles de la substance corticale des reins. Ici une grande partie des vaisseaux artériels de la substance corticale est imperméable; la surface sécrétante est diminuée, et comme conséquence de cela, la masse sanguine doit nécessairement augmenter. Cette dernière cause doit, comme on le comprend très-bien, conduire à un accroissement du travail du ventricule gauche dont l'action devait s'accroître déjà, sans cela, par l'augmentation de l'obstacle qui se présente ici sous forme de l'imperméabilité des rameaux de l'artère rénale. L'accroissement de l'action du ventricule gauche compense la diminution que subit la surface de filtration de l'urine, au point que la quantité de ce liquide, dans le cours ultérieur de la maladie, dépasse même la normale. Cette dernière circonstance dépend vraisemblablement, en partie, de la dilution du sang qui doit nécessairement se développer à la suite de la diminution de l'action du tissu rénal. Maintenant si dans le cours d'une maladie chronique des reins, qui se trouve accompagnée d'une augmentation de la quantité d'urine, l'action du cœur vient accidentellement à s'affaiblir, la quantité d'urine sécrétée descend de nouveau au-dessous de la normale.

Tous les obstacles que nous venons d'énumérer et qui se rencontrent à l'orifice aortique ou à la périphérie du système de l'aorte, conduisent à une dilatation plus ou moins forte de la cavité et à une hypertrophie consécutive des parois du ventricule gauche. L'étendue de cette dilatation peut varier, suivant l'obstacle qui a amené une rétention plus ou moins grande du sang dans la cavité du ventricule gauche. La dilatation de la cavité est très-insignifiante dans les affections des reins; elle se montre au contraire au plus haut degré dans l'insuffisance des valvules de l'aorte et dans le rétrécissement de l'orifice aortique; la dilatation de la cavité dans l'induration des artères occupe le milieu entre ces deux états.

Revenons maintenant à notre malade.

Du second souffle perçu dans l'aorte. — En auscultant le malade, nous avons trouvé qu'à la pointe du cœur le second bruit était remplacé par un souffle. En se dirigeant vers la base du cœur, ce souffle était de plus en plus accentué, et enfin à l'endroit où l'auscultation permet d'entendre les bruits de l'aorte, c'était au-dessous de la seconde côte, à la ligne parasternale droite qu'il était le plus fort. Ici on entendait, à la place du bruit normal court, un souffle bien accentué, prolongé, qui était séparé par une petite pause du souffle systolique, qu'en cet endroit on pouvait percevoir, mais qui était plus court et plus faible que le soufflé diastolique. Si nous nous rappelons les conditions d'origine du second bruit de l'aorte, nous pourrons très-bien comprendre l'importance de ce souffle. Pendant la systole, le sang qui se trouve dans le ventricule gauche est chassé dans l'aorte, qui, au moment de la contraction de ce ventricule, se trouve distendue et ne commence à se contracter qu'au moment de la diastole. L'ondée sanguine doit s'avancer sous l'influence de la pression qu'exercent les parois artérielles, aussi bien à l'extrémité périphérique qu'à l'extrémité centrale de l'aorte, et ici, en heurtant les valvules de l'aorte, elle les ferme, ce qui a pour résultat la production d'un bruit. La contraction du ventricule droit qui a lieu en même temps que celle du ventricule gauche détermine, d'après le même mécanisme, l'occlusion des valvules semi-lunaires de l'artère pulmonaire, ce qui en même temps conduit à la production du second bruit que l'on entend en même temps que celui qui est déterminé par l'occlusion des valvules de l'aorte. Cette explication du mode de production du second bruit, à la suite de l'occlusion des valvules semi-lunaires, est confirmée par des expériences directes faites sur les animaux (avec destruction des valvules semi-lunaires), ainsi que par des observations anatomo-pathologiques.

Après nous être renseignés sur les conditions qui produisent le bruit diastolique de l'aorte, nous pourrons nous expliquer les conditions qui font disparaître ce bruit et le font remplacer par un souffle. Nous avons vu que les valvules semi-lunaires jouent le principal rôle dans la production du second bruit ; si elles sont détruites, on ne percevra plus aucun bruit, et alors une partie du sang qui, pendant la systole, est refoulée dans l'aorte par le ventricule gauche, est régurgitée dans ce même ventricule pendant la diastole. Alors pendant cette diastole nous entendrons un souffle qui se trouve produit, parce qu'une certaine quantité de sang reflue avec une certaine rapidité et une certaine force de l'aorte dans le ventricule gauche. Comme ce ventricule se remplit plus vite que d'habitude, puisque le sang y afflue de deux sources, de l'oreillette gauche et de l'aorte, il en résulte que le courant rétrograde du sang hors de l'aorte s'arrête avant le commencement de la diastole complète du ventricule. C'est pourquoi on observe un silence manifeste avant le bruit systolique ou le souffle, et l'on obtient ainsi un bruit systolique ou plus souvent un souffle au moment de la systole, suivi d'un court silence, et ensuite un souffle diastolique prolongé. La petite pause qui sépare la systole du souffle diastolique est extrêmement importante pour établir le diagnostic différentiel du souffle qui se produit dans le rétrécissement de l'orifice auriculo-ventriculaire. Dans ce dernier cas, cette pause n'existe pas, de sorte que le souffle diastolique se transforme en un bruit systolique ; c'est pourquoi cette espèce de souffle diastolique est décrite comme étant présystolique. La première condition de l'origine de ce souffle est le ralentissement qu'éprouve le ventricule gauche à se remplir de sang dans le rétrécissement de l'orifice auriculo-ventriculaire.

DISTINCTION ENTRE LE SOUFFLE DIASTOLIQUE PERÇU DANS L'AORTE ET LE SOUFFLE DIASTOLIQUE ENTENDU DANS L'ARTÈRE PULMONAIRE. — Comme, ainsi que nous l'avons analysé, le bruit diastolique est produit par l'occlusion des valvules semi-lunaires de l'aorte et de l'artère pulmonaire, la disparition de ce bruit et la formation du souffle indiquent une insuffisance des valvules ou de l'aorte ou de l'artère pulmonaire. En auscultant au-dessous de la troisième côte gauche, à l'endroit où elle s'articule avec le sternum, nous entendons chez notre malade un souffle diastolique, mais pas de bruit. Or, nous savons, qu'à cet endroit, l'artère pulmonaire et l'aorte sont superposées, et que l'on entend, ici précisément, les bruits qui se développent dans les deux vaisseaux. Si donc, dans un de ces deux vaisseaux, le bruit se trouve remplacé par un souffle, ce dernier est souvent si fort qu'il couvre complétement le bruit correspondant du vaisseau voisin. Pour savoir, dans un cas de ce genre, avec exactitude, dans lequel de ces deux vaisseaux le bruit s'est développé, il est nécessaire de déterminer quelle est la direction du vaisseau où le souffle se continue. La disposition anatomique de ces parties nous permet de poursuivre seulement, un peu plus loin, avec le stéthoscope, sa direction de l'aorte : nous nous sommes convaincus une fois que l'on entend ce souffle à l'endroit où l'aorte le trouve le plus rapproché de la paroi thoracique, audessous de l'endroit où la seconde côte s'articule avec le sternum; nous devons donc rapporter à l'aorte l'origine de ce souffle.

Cependant, dans le diagnostic différentiel des affections de l'aorte et de l'artère pulmonaire, on ne doit pas se contenter seulement de cette indication; mais on doit encore prendre d'autres signes en considération; ainsi, par exemple, dans l'insuffisance des valvules semi-lunaires de l'artère pulmonaire, le ventricule droit subit les mêmes altérations consécutives que présente le ventricule gauche dans l'insuffisance des valvules de l'aorte : sa cavité doit se dilater, et ses parois doivent s'hypertrophier. Il existe, chez notre malade, une altération de ce genre du ventricule droit. Cependant dans le souffle systolique indépendant que l'on entend à la pointe du cœur, et qui peut être produit par l'insuffisance de la valvule bicuspide, l'altération du ventricule droit ne peut fournir aucun point d'appui qui permette d'établir le diagnostic différentiel entre l'insuffisance des valvules aortiques et l'insuffisance des valvules semi-lunaires de l'artère pulmonaire. L'hypertrophie du ventricule gauche avec dilatation de sa cavité est déjà, par elle-même, un signe important de l'insuffisance des valvules de l'aorte. Dans le cas actuel cependant, où l'élasticité des parois artérielles se trouve diminuée et où ces vaisseaux eux-mêmes apparaissent indurés, par places, le changement de volume du ventricule gauche qui pourrait être, autant que cela est possible, un état consécutif de ces altérations des artères de la périphérie, perd de son importance quand il s'agit du diagnostic différentiel entre l'insuffisance des valvules de l'aorte et celle des valvules de l'artère pulmonaire. Il nous reste cependant encore un signe extrêmement important, qui peut confirmer complétement l'insuffisance des valvules aortiques, c'est l'état des ramifications artérielles périphériques.

Nous savons que le second bruit qui se développe, à la suite de l'occlusion des valvules de l'aorte, s'entend dans les rameaux artériels situés au voisinage du cœur. Dans le cas où l'aorte se ferme incomplétement et où le second bruit se trouve remplacé par un souffle, ce second bruit disparaît dans les grosses artères et se trouve en même temps remplacé par un souffle du même caractère qui se propage à partir de l'orifice aortique. Dans les carotides de notre malade, au lieu du second bruit, on entend un souffle prolongé; ce qui indique, avec certitude, qu'il existe une insuffisance des valvules de l'aorte. Le souffle diastolique qui se développe dans l'insuffisance des valvules semi-lunaires de l'artère pulmonaire peut, quand il est assez fort, couvrir le second bruit de l'aorte; cependant il ne cache jamais ce second bruit que l'on entend dans les carotides. Chez notre malade, l'absence du second bruit dans les carotides et sa substitution par un souffle indiquent avec certitude une insuffisance des valvules semi-lunaires de l'aorte. Si l'hypertrophie du ventricule droit avec dilatation de sa cavité a été constatée, cela n'exclut cependant pas entièrement la possibilité d'une insuffisance concomitante des valvules de l'artère pulmonaire; d'ailleurs, chez notre malade, le second souffle est si fort au point d'émergence des gros vaisseaux cardiaques, qu'il recouvre complétement le second bruit, à l'endroit où l'on peut ausculter l'artère pulmonaire. Mais la rareté extraordinaire des affections des valvules de l'artère pulmonaire chez les adultes, le souffle diastolique que l'on perçoit si distinctement à

l'endroit qui correspond à l'aorte, l'absence du second
bruit aortique et sa substitution par un souffle, le changement de volume du ventricule droit que l'on peut suffisamment expliquer par une insuffisance de la valvule
bicuspide, nous donnent le droit d'exclure, chez notre
malade, l'insuffisance des valvules de l'artère pulmonaire,
et de n'admettre qu'une insuffisance des valvules semi-
lunaires de l'aorte.

Après avoir démontré, chez notre malade, l'existence
d'une insuffisance de la valvule bicuspide et des valvules
semi-lunaires de l'aorte, nous comprendrons le mode de
production de la dilatation des cavités et l'hypertrophie
des parois des deux ventricules, ainsi que le mécanisme
du développement du souffle systolique que l'on perçoit
à la pointe du cœur, du souffle diastolique que l'on entend dans l'aorte, et l'absence du second bruit dans les
carotides.

Du souffle systolique perçu dans l'aorte et dans
les carotides. — Il nous reste encore à expliquer le souffle
systolique que l'on entend dans l'aorte et dans les carotides. D'abord, on pouvait très-bien soulever cette question, à savoir, si ce souffle n'était pas déterminé par une
insuffisance de la valvule bicuspide et s'il ne se propageait
pas de là dans l'aorte. Cependant ce qui fait rejeter cette
opinion, c'est cette circonstance que le souffle que l'on
entend à la pointe du cœur est un peu plus faible vers le
haut, et qu'on l'entend de nouveau très-fortement à l'endroit où l'on ausculte l'aorte. A cet endroit, ce souffle se
distingue tellement, par son caractère, de celui que l'on
entend à la pointe du cœur, que l'on ne saurait regarder

comme plausible cette supposition qu'il se propage de la pointe du cœur. On peut donc admettre, avec la plus grande vraisemblance, qu'il se développe dans l'aorte. Nous savons que, dans les conditions normales, l'ondée sanguine, refoulée par le ventricule gauche, distend rapidement les grosses branches artérielles qui avoisinent le cœur, et amène, de cette manière, la formation d'un bruit que l'on peut percevoir dans les grosses artères, pendant la diastole du ventricule gauche. Dans le rétrécissement de l'orifice aortique, ce bruit est remplacé par un souffle prolongé et parfaitement prononcé. Mais, comme chez notre malade, le souffle systolique n'a pas lieu dans l'aorte et n'est pas particulièrement prononcé, nous pouvons, avec la plus grande probabilité, exclure un rétrécissement de l'orifice aortique, bien que l'hypertrophie et la dilatation du ventricule gauche puissent très-bien correspondre à un obstacle de ce genre, comme le fait supposer le rétrécissement de la lumière de l'aorte. En examinant bien les conditions mécaniques d'une insuffisance des valvules de l'aorte, nous pouvons nous convaincre que, quand cette insuffisance est considérable, ce qui se fait reconnaître par un souffle diastolique très-prononcé, déterminé par le reflux du sang hors de l'aorte, on ne peut supposer un degré de rétrécissement tel qu'il entrave considérablement la sortie du sang hors du ventricule gauche. Si la sténose est considérable, la quantité de sang qui sort du ventricule gauche est beaucoup trop insignifiante pour faire naître un souffle, par son reflux dans ce même ventricule (à la suite de l'insuffisance des valvules semi-lunaires). On peut surtout admettre qu'un rétrécissement qui détermine des phénomènes cliniques exclut, dans le sens clinique, l'idée d'une insuffisance des valvules semi-lunaires, et réciproquement. Quand l'insuffisance valvulaire est accompagnée d'un rétrécissement, ce dernier n'est exprimé que par des lésions anatomiques et ne se montre pas dans le tableau clinique de la maladie.

D'après tout ce qui a été dit, il est manifeste que, dans le cas actuel, où l'on observe des symptômes très-marqués d'insuffisance des valvules semi-lunaires, nous ne pouvons pas admetre que l'on puisse expliquer le souffle systolique, perçu dans l'aorte, par un rétrécissement de son orifice. Très-souvent, dans l'insuffisance des valvules semi-lunaires, le premier bruit de l'aorte se trouve remplacé par un souffle systolique, en l'absence d'un rétrécissement. Ce souffle peut être produit par des aspérités des valvules aortiques, développées sous l'influence des mêmes lésions anatomiques qui conduisent à l'insuffisance, ainsi que par les rugosités que présentent les parois de l'aorte, à la suite d'une induration de ces mêmes parois. Le premier bruit peut devenir plus faible et enfin être remplacé par un souffle, à la suite d'une diminution d'élasticité des parois de l'aorte, qui, sans qu'il existe d'induration de ces parois, ne peut se produire que sous l'influence d'une distension plus grande de l'aorte par le ventricule gauche hypertrophié et dilaté. Il existe en outre des cas où la disparition du second bruit de l'aorte et sa substitution par un souffle ne peuvent être expliquées par aucune lésion anatomique. Ces souffles sont connus sous le nom de souffles sanguins. Nous devons remarquer que cette dénomination a pris naissance sous l'influence de l'école humorale : comme ces souffles étaient souvent perçus chez des sujets pâles, on les avait attribués à l'anémie; cependant c'était à tort; car on les observe aussi, bien que plus rarement, chez des personnes sanguines. La pathologie des solides ayant pris, dans ces derniers temps, un plus grand développement, on attribue ces souffles à des altérations moléculaires des parois vasculaires et à la modification consécutive du son qu'elles produisent.

Toutes ces quatre causes du premier souffle de l'aorte peuvent trouver place chez notre malade. Comme nous constatons sur les artères de la périphérie des indurations et des épaississements, on peut admettre l'existence de rugosités athéromateuses des parois de l'aorte et des valvules atteintes d'insuffisance, ainsi qu'une diminution de l'élasticité des parois sous l'influence de l'induration et de l'hypertrophie avec dilatation du ventricule gauche, et en outre une modification du son des parois vasculaires, sous l'influence de l'altération de la nutrition chez le malade.

Le premier bruit de l'aorte peut, dans le cours de la maladie, disparaître et reparaître, être tantôt long et tantôt court. Cette instabilité que l'on observe dans les diverses altérations anatomiques des parois artérielles qui produisent le souffle, indique que les lésions anatomiques ne sont pas les seules conditions du développement de ce souffle, puisqu'il peut tantôt se montrer et tantôt disparaître, quand les contractions du ventricule gauche varient de rapidité et de force, et quand il existe des modifications dans la quantité du sang que ce ventricule lance dans les artères. Dans le cours d'une insuffisance des valvules semi-lunaires, quand l'activité du ven-

tricule gauche se trouve diminuée, le souffle est souvent
remplacé dans l'aorte par un bruit qui disparaît, quand
la force antérieure du ventricule gauche se trouve de
nouveau rétablie. Cette instabilité du souffle ne se rencontre naturellement que dans les cas où les altérations
anatomiques, comme par exemple les rugosités, ne sont
pas développées au plus haut degré.

Outre les conditions possibles de développement du
souffle systolique que nous venons d'admettre, d'autres
conditions pourraient encore trouver placé chez notre
malade; par exemple une dilatation anévrysmatique de
l'aorte, ou une compression de ce vaisseau par une tumeur quelconque placée au dehors de lui. Cependant
nous n'avons pas le droit, dans le cas présent, d'admettre
un anévrysme ou une tumeur exerçant une pression sur
le vaisseau, car outre le premier souffle que l'on perçoit
dans l'aorte et que d'autres altérations peuvent expliquer, il n'existe pas d'autres symptômes de ces deux
états pathologiques. Mais comme, d'un autre côté, nous
avons admis l'existence d'un travail d'induration dans les
artères, nous n'avons pas le droit d'exclure complète-
ment le premier état pathologique (anévrysme); car nous
savons que les parois artérielles sont prédisposées, par
l'induration, à des dilatations anévrysmatiques locales
qui, quelquefois, continuent leur marche, sans présenter
de symptômes objectifs bien manifestes. Il en résulte
ainsi que, chez notre malade, nous ne pouvons pas exclure, avec certitude, l'existence d'une dilatation anévrysmatique.

EXAMEN DES CAROTIDES. — En examinant les carotides,

nous remarquons une pulsation apparente, très-prononcée; en outre, on ne perçoit pas, dans la systole du ventricule, cette dilatation rapide et uniforme des carotides, telle qu'on l'observe à l'état normal. Ici elles se dilatent par saccades, inégalement et sans rapidité; cette dilatation présente plusieurs interruptions. De plus, quand on applique le doigt, on perçoit une sensation particulière qui rappelle celle que l'on éprouve par le contact d'un corps qui bourdonne. En auscultant les carotides, nous trouvons que le premier bruit a perdu ses propriétés normales; qu'il n'est plus aussi pur, qu'il paraît plus bref, qu'il est remplacé par plusieurs petits bruits accompagnés d'un souffle; ce qui correspond tout à fait aux dilatations par secousses des carotides, que l'on peut sentir avec le doigt. Au toucher, les carotides paraissent beaucoup plus épaisses qu'à l'état normal. Si maintenant nous nous représentons l'état de la circulation du sang dans la dilatation et l'hypertrophie du ventricule gauche qui, à chaque systole, chasse une quantité de sang qui dépasse la quantité normale, nous comprendrons aussi pourquoi les gros troncs artériels présentent cette augmentation dans leur dilatation. Les vaisseaux plus petits, tandis qu'ils deviennent plus larges, se-distendent tellement en longueur, que leur direction rectiligne se change en une direction sinueuse; c'est ce que nous pouvons observer aux artères temporales de notre malade. Dans le cas actuel, le processus d'induration, en déterminant la diminution de l'élasticité normale du tissu artériel, contribue beaucoup à la souplesse des artères et à leur dilatation consécutive, produite par l'augmentation de la pression sanguine du

côté du ventricule gauche. On entend souvent dans l'hypertrophie avec dilatation du ventricule gauche, dans
les carotides, pendant leur distension par une ondée
sanguine, un souffle en même temps que le bruit. Ici
ce souffle est interrompu par plusieurs bruits faibles
qui correspondent aux dilatations par saccades des parois
des carotides. Il est à remarquer que, chez ce même
malade, pendant que les symptômes morbides s'affaiblissent, tandis qu'augmente l'action du ventricule gauche, les dilatations par saccades des carotides disparaissent et sont remplacées par un souffle plus uniforme en
même temps que la sensation de bourdonnement se perd
sous le doigt. On peut expliquer les dilatations par saccades des carotides, avec une grande probabilité, par
l'affaiblissement de l'action du ventricule gauche dilaté,
dont la force ne suffit pas pour produire une seule distension rapide des carotides qui se trouvent dilatées et
ont perdu de leur élasticité ; ce qui produit en effet cette
distension saccadée des parois artérielles correspondant
à une seule contraction du ventricule gauche. Les symptômes de ce genre que présentent les carotides, au moment de leur dilatation, sont précisément amenés par la
dilatation du ventricule gauche avec hypertrophie de ses
parois et non par l'insuffisance des valvules semi-lunaires.

EXAMEN DU POULS. — En explorant avec le doigt l'artère radiale, nous trouvons le pouls de notre malade
bondissant. Cet état du pouls se montre quand il y a
diminution de l'obstacle à la déplétion des artères, ou
périphériques (dans les vaisseaux capillaires) ou centrales
(dans les valvules de l'aorte, par exemple dans leur insuf-

fisance). L'obstacle habituel que présentent les vaisseaux capillaires à la déplétion du système aortique peut diminuer considérablement quand ils sont dilatés, ainsi que cela se rencontre dans quelques affections fébriles ; de telle sorte que le caractère bondissant du pouls n'est pas déterminé, tout seul, par une insuffisance des valvules semi-lunaires de l'aorte, ainsi que quelques-uns l'avaient admis. On le rencontre au contraire, ainsi que cela a été marqué plus haut, dans d'autres circonstances ; il peut aussi manquer dans l'insuffisance aortique. Tantôt il apparaît, tantôt il disparaît dans le cours de cette affection, suivant que le cœur présente tel état ou tel autre. On peut établir comme règle que, dans l'affaiblissement de l'action du ventricule gauche, qui se développe, à une certaine période de l'insuffisance des valvules semi-lunaires, quand le cœur ne se vide pas complétement dans la systole du ventricule, le caractère bondissant du pouls disparaît habituellement ou est très-faible. Chez notre malade, le bondissement du pouls disparaît presque les jours où la maladie s'aggrave, et devient très-prononcé les jours où l'état s'améliore.

Quand le caractère bondissant du pouls est prononcé, on entend habituellement à l'auscultation des petites artères un bruit qui correspond à la systole ventriculaire. Quand le système vasculaire se trouve à l'état normal, on n'entend, comme on le sait, de bruit que dans les grosses branches artérielles qui avoisinent le cœur. Il est très-probable que ce bruit se produit à la suite de la tension plus ou moins rapide des parois des gros vaisseaux par le sang que lance le ventricule gauche. La distension des parois des petites artères, quand elles sont à l'état nor-

mal, n'a pas lieu, pendant le passage de l'ondée sanguine,
ni assez rapidement, ni assez fort, pour produire un
bruit. Mais si, par suite de ce fait, que la cavité agrandie
du ventricule gauche, qui se trouve hypertrophié, chasse
à chaque systole une plus grande quantité de sang, cette
distension devient plus considérable, cela donne lieu à
une des conditions qui produit un bruit dans les petites
artères. C'est un fait que j'ai observé, dans beaucoup de
formes d'hypertrophie du ventricule gauche, avec hypertrophie de sa cavité.

Mais si, à ce dernier état, vient s'ajouter encore une
des conditions qui diminuent l'obstacle à la déplétion du
système aortique, soit à la périphérie (dans la dilatation
des capillaires), soit à l'extrémité centrale (dans l'insuffisance des valvules semi-lunaires), l'affaissement des
parois des petites artères est encore bien plus marqué,
après le passage de l'ondée sanguine. L'ondée qui la suit
va faire passer rapidement les parois artérielles de l'état
de légère tension à celui d'une tension plus forte, ce qui
détermine la production d'un bruit dans les petites
artères. Comme le bruit dans les petites artères dépend
de conditions si diverses, il résulte évidemment de ce qui
a été dit, que tantôt il apparaît, tantôt il disparaît dans
le cours de la maladie.

Chez notre malade, le caractère bondissant du pouls
s'est encore maintenu, cependant on n'entend plus aucun
bruit dans les petites artères. Avant de passer à l'explication de la cause qui fait manquer ce bruit, et qui empêche le caractère bondissant du pouls d'être plus prononcé, nous devons encore faire attention à l'ampleur de
l'ondée et à l'intensité de la pression qu'elle exerce sur

les parois artérielles. En explorant le pouls, nous trouvons que l'ondée présente chaque fois de très-petites dimensions et qu'elle disparaît en même temps tout à fait sous le doigt, quand on exerce une pression légère sur la radiale. Ce phénomène se perçoit aux deux brachiales, aussi bien qu'aux deux radiales, et nous avons le droit de supposer que la quantité de sang que le ventricule gauche lance à chaque systole est très-petite, et que cette expulsion n'a lieu qu'avec peu de force. Naturellement, une ondée sanguine si insignifiante et si faible ne sera pas en état d'amener une dilatation artérielle suffisamment forte et rapide pour produire un bruit. Dans l'insuffisance des valvules de l'aorte qui se trouve complétement compensée par l'augmentation de la force du ventricule gauche, les bruits sont toujours prononcés dans les petites artères, ainsi que le caractère bondissant du pouls. On observe cependant, bien que rarement, des cas où cette forme ne présente que des troubles dans sa compensation, et où ces phénomènes se maintiennent dans les artères périphériques.

En explorant l'artère radiale, nous trouvons qu'après le passage de l'ondée sanguine, l'artère ne disparaît pas sous le doigt, ainsi que c'est le cas, à l'état normal, mais on suit ce vaisseau sous la forme d'un cordon, sur lequel on ne remarque aucune inégalité déterminée par un épaississement de ses parois. On sait que quand les organes de la circulation sont à l'état normal, les parois artérielles qui sont distendues par l'ondée sanguine s'affaissent tellement, par suite de leur élasticité, que le doigt ne peut plus les percevoir à travers les téguments externes. S'il s'est produit une dilatation du ventricule gauche

avec hypertrophie de ses parois, et si, à la suite de cet
état, ce ventricule lance, à chaque systole, une quantité
de sang qui dépasse la normale, les parois artérielles se
dilateront et s'allongeront sous l'influence de l'augmentation de pression. La diminution de l'élasticité des
parois artérielles qui en résulte, amène aussi cette conséquence, que ces parois ne s'affaissent pas assez pour
faire disparaître l'artère sous le doigt, quand on l'explore
à travers les téguments externes. C'est ce que l'on perçoit
précisément, à l'artère radiale, chez notre malade, et c'est
ce qui trouve, dans le cas actuel, une explication suffisante dans l'état du ventricule gauche.

Ce symptôme que nous rencontrons dans la diminution
de l'affaissement des artères, peut être facilement con-
fondu avec un autre état de ces vaisseaux, dans lequel
leurs parois sont soumises à des altérations anatomiques
très-prononcées, connues sous le nom de processus
sclérotique. Comme on le sait, ce processus consiste essentiellement dans une inflammation parenchymateuse
primitive de la tunique interne des artères, qui présente
des terminaisons variées, telles qu'une modification
consécutive des foyers inflammatoires et une extension de
cette inflammation aux autres tuniques artérielles. Le
processus sclérotique dans les artères est une des conditions les plus importantes qui font perdre aux parois
de ces vaisseaux leur élasticité, et ce sont d'abord les
petites artères, comme les radiales, par exemple, qui,
en dehors du pouls, peuvent être perçues avec le doigt,
à travers les téguments externes ; cependant elles semblent
habituellement plus ou moins dures et souvent elles présentent un épaississement irrégulier. Chez notre malade,

cet épaississement et cette induration se perçoivent aux deux artères brachiales, et c'est pour ce motif que, dans le cas actuel, nous avons le droit de supposer l'existence d'une artério-sclérose, non-seulement dans les artères où l'on peut constater directement cet épaississement et cette induration, mais aussi dans les autres vaisseaux qui ne sont pas accessibles à l'examen direct, par exemple dans l'aorte ascendante, l'aorte descendante, l'aorte thoracique, etc.; car nous savons que ce processus atteint les artères brachiales plus tard que les autres.

Il est quelquefois extrêmement difficile de distinguer l'état d'une dilatation simple des artères, développée, sous l'influence de la diminution de l'élasticité, à la suite de l'hypertrophie avec dilatation du ventricule gauche, de la sclérose artérielle. Comme une induration plus ou moins étendue des parois artérielles amène le développement d'une hypertrophie avec dilatation du ventricule gauche, il ressort évidemment de là que les artères, qui ne sont pas atteintes directement par ce processus, ne perdent leur élasticité normale qu'à la suite d'une dilatation et d'une hypertrophie du ventricule gauche. Dans les cas où il existe une dilatation et une hypertrophie du cœur, où il n'y a, pour favoriser le développement de ce dernier état, aucune cause, ni dans les valvules, ni dans les orifices, ni enfin dans les reins, et où les artères de la périphérie apparaissent privées d'élasticité, sans symptôme apparent d'une induration des parois, nous pouvons, à bon droit, et avec la plus grande vraisemblance, supposer que les artères qui ne sont pas accessibles à l'examen direct, sont atteintes d'induration, et que la diminution de leur élasticité a conduit

à des altérations consécutives de la cavité et des parois
du ventricule gauche. Il faut encore mentionner ici une
espèce de diminution d'élasticité des artères, accessibles
à l'examen direct, au moyen du doigt, à travers les téguments ; on la rencontre quelquefois chez de jeunes sujets,
sans qu'il existe d'induration et de lésions anatomiques
du ventricule gauche. Cet état se révèle de la manière suivante : en explorant les artères radiales et brachiales, on
sent encore très-manifestement ces vaisseaux, après que
l'ondée sanguine a disparu, de telle sorte que leurs parois ne présentent pas le degré habituel d'affaissement.
Ayant rencontré cet état chez un assez grand nombre de
jeunes sujets, comme un phénomène constant, sans complication d'aucun trouble fonctionnel particulier, je crois
qu'il est possible, d'expliquer même ce phénomène par
une diminution d'élasticité, survenue à la suite d'une altération pathologique particulière, peut-être congénitale
du tissu artériel. Je n'ai pas eu l'occasion de rencontrer
cet état chez des enfants ; il faut cependant remarquer
que le degré d'élasticité de ce tissu varie considérablement chez les différents sujets : il y a des hommes qui
souffrent pendant des années de catarrhe bronchique
très-opiniâtre avec de violentes quintes de toux, et chez
lesquels, malgré cela, l'élasticité des poumons se conserve aussi bien que s'il ne s'était pas développé d'état
emphysémateux, après une toux qui aurait duré des
années. Quand nous voyons que la dilatation veineuse se
développe sous l'influence de différents obstacles apportés au retour du sang, nous pouvons nous convaincre
que, chez un sujet, un obstacle relativement grand apporté à la circulation veineuse ne conduit pas à une dila-

tation des veines, tandis que chez un autre sujet, le même obstacle, ou même un autre plus petit, se trouve accompagné de dilatations considérables. Une telle différence dans l'obstacle qui se montre du côté des veines et dans le premier cas, dans les fortes quintes de toux, dans celui qui se présente du côté des poumons, ne peut pas s'expliquer autrement que par un degré congénital plus ou moins grand de l'élasticité qui, vraisemblablement, varie, chez les différents sujets, aussi bien dans les artères que dans les veines et les poumons. Bien que nous ayons dit que cette imperfection congénitale dans l'élasticité des artères ne soit accompagnée d'aucun phénomène morbide particulier, il y a cependant des cas où il existe des troubles circulatoires qui trouvent leur explication dans cet état d'absence d'élasticité artérielle. Les artères perdent, en effet, de cette manière, la faculté de s'adapter aux variations de quantité dans la masse totale du sang, qui se trouvent déterminées par l'augmentation ou la diminution de l'excrétion des liquides hors de l'organisme. Lorsque, dans des circonstances de ce genre, la masse du sang augmente, les vaisseaux qui sont moins élastiques, qui se distendent moins, ne présentent à cet accroissement de l'obstacle apporté ainsi à la circulation sanguine, qu'une compensation incomplète, ce qui doit conduire à une augmentation du travail du cœur. Cela doit avoir pour conséquence, de ce côté, des palpitations fréquentes et continues, et amène dans un endroit ou dans l'autre la rupture d'un petit vaisseau artériel ou capillaire, dont la déplétion était empêchée par suite de l'engorgement du système aortique devenu trop peu extensible. On peut, avec une très-grande proba-

bilité, expliquer, par cette absence congénitale d'élasticité des parois artérielles et par le manque de capacité
de ces vaisseaux qu'elle détermine, quelques formes d'hémorrhagies bronchiques.

Chez notre malade, où il existe une dilatation avec
hypertrophie du ventricule gauche et une induration appréciable des artères brachiales, il n'est pas nécessaire
de chercher l'explication de cette absence d'élasticité des
parois artérielles dans un état congénital.

Comme nous avons supposé, dans notre cas, une altération
sclérotique des parois artérielles, nous devons déterminer jusqu'à quel point cet état se trouve, dans le cas donné,
être un phénomène spontané primitif ou consécutif, produit sous l'influence de l'hypertrophie et de la dilatation
du ventricule gauche. Nous savons qu'une pression continuellement croissante du sang sur les parois vasculaires,
qui, originairement, conduit à leur distension, devient
plus tard la cause d'une inflammation chronique de ces
parois. Si l'écoulement du sang de l'artère pulmonaire,
par exemple, se trouve empêché, l'activité du ventricule
augmentera, les parois vasculaires se distendront, il se
produira, par places, des dilatations dans les ramifications de l'artère pulmonaire, et par places aussi se montrera une induration. Il se produit aussi des lésions
de ce genre dans les parois de l'aorte, quand elle a été
fortement distendue sous l'influence de l'hypertrophie du
ventricule gauche. Dans ce cas, la sclérose se borne aux
parties du système vasculaire qui sont le plus voisines
du cœur ; en d'autres termes, elle se borne aux endroits
qui sont exposés à la plus forte pression sanguine. Chez
notre malade, la sclérose des artères brachiales milite,

avec certitude, en faveur de l'idiopathie de ce processus.

CONCLUSIONS A TIRER DES FAITS TROUVÉS A L'EXAMEN DES VAISSEAUX ET DU CŒUR. — De tous les faits que nous avons rencontrés jusqu'à présent chez notre malade et dont nous avons parlé, nous avons le droit de tirer, pour ce qui regarde le système de la circulation sanguine, les conclusions suivantes : *Le malade est atteint d'une insuffisance de la valvule bicuspide et des valvules semilunaires de l'aorte, d'une induration idiopathique des parois artérielles, d'une dilatation consécutive et d'une hypertrophie des deux ventricules du cœur, d'une distension temporaire du ventricule droit et d'une diminution de l'élasticité des parois artérielles survenue consécutivement à l'hypertrophie avec dilatation du ventricule gauche.*

CAUSES DE L'INSUFFISANCE VALVULAIRE. — Avant de passer à l'examen des troubles fonctionnels ultérieurs, survenus dans le système de la circulation sanguine et des lésions consécutives subies par l'organisme, nous devons expliquer quel est le processus qui a amené l'insuffisance des valvules de l'aorte et de la valvule mitrale.

L'anatomie pathologique nous enseigne que l'insuffisance des valvules de l'aorte est déterminée par un processus inflammatoire aigu ou chronique qui suit en elles toutes ses périodes. Dans le processus inflammatoire aigu, les éléments du tissu connectif s'imbibent d'un exsudat parenchymateux et se multiplient ; alors chaque cellule commence à se tuméfier de plus en plus et finit par se détruire en formant des foyers qui renferment le détritus. Cependant l'inflammation aiguë ne conduit pas toujours à la destruction du tissu; souvent elle passe à la forme chronique caractérisée par une dureté particulière du tissu connectif de nouvelle formation, qui prend presque la consistance du cartilage. Cette dernière forme inflammatoire atteint les valvules, le plus souvent d'une façon consécutive, puisqu'elle s'étend sur elles, après avoir eu son point de départ sur les parois artérielles; les valvules, et en particulier leurs bords, deviennent par suite de cela inégales, perdent leur élasticité, se ratatinent, présentent quelquefois les unes avec les autres des adhérences et ne peuvent plus fermer complétement l'orifice aortique, ce qui se trouve indiqué comme formant leur insuffisance.

Extension de l'induration artérielle aux valvules de l'aorte. — Essayons maintenant de déterminer quel est le processus avec lequel nous avons affaire chez notre malade. Les anamnestiques n'indiquent pas une maladie aiguë qui puisse avoir un lien causal avec la maladie du cœur; d'un autre côté, le cœur est si volumineux que l'on peut supposer un obstacle existant depuis longtemps et entravant ses fonctions; nous pouvons donc supposer que le processus inflammatoire a ici un caractère chronique. Comme nous avons de plus une preuve manifeste d'un endurcissement artériel, on peut supposer avec une très-grande probabilité, que, dans ce cas, le processus s'est étendu des artères aux valvules, de telle sorte que l'affection de ces dernières n'est qu'un symptôme provenant de l'extension de l'artério-sclérose. Il est très-probable que le malade présentait, il y a une, deux et peut-être plusieurs années, un endurcissement et une rigidité des artères avec altération consécutive de la capacité du cœur et de la force de cet organe, et qu'ensuite, en même temps que le processus pathologique des tuniques artérielles s'était étendu et avait atteint, par continuité, les tuniques des valvules, elles auraient perdu originairement et à la suite de cette extension leur élasticité. Le second bruit de l'aorte commença de plus à s'altérer : en même temps que se forma l'accent qui était produit par l'hypertrophie du ventricule gauche apparut un souffle léger, à peine perceptible, court; en même temps, il y eut non-seulement un affaiblissement de l'accent du second bruit de l'aorte, mais le bruit lui-même perdit de plus en plus de sa netteté, et finit par disparaître complétement; il fut remplacé par un souffle qui, au commencement, était court. Plus tard, à mesure que l'altération anatomique des valvules et que l'augmentation consécutive de l'insuffisance firent des progrès, ce souffle devint de plus en plus long. Sans qu'il y ait eu d'endocardite préalable, le processus se développe de la manière qui a été décrite plus haut, c'est-à-dire par l'extension des lésions anatomiques des parois artérielles aux valvules qui cessent de fermer l'orifice aortique, après que l'hypertrophie du ventricule gauche s'est développée sous l'influence de l'endurcissement. Très-souvent on entend, avant même que le second bruit aortique ait disparu, quand il est accentué, un souffle systolique, le long du trajet de l'aorte. Il peut se passer des années avant que cette rudesse que présente l'aorte se complique d'une insuffisance des valvules. Le développement de cette insuffisance a lieu si lentement, que la lésion mécanique, tout entière, a le temps de produire une compensation complète par la dilatation consécutive de la cavité du ventricule gauche avec hypertrophie de ses parois, quand le sujet présente seulement de bonnes conditions de nutrition. Les obstacles qui s'accroissent à la suite de la perte d'élasticité des artères ou à la suite de l'insuffisance des valvules de l'aorte, ou par suite de l'existence simultanée de ces deux états, peuvent, dans des circonstances favorables, être si bien compensés par la dilatation consécutive et l'hypertrophie du ventricule gauche, qu'il peut se passer des années avant que le malade ait recours aux soins d'un médecin. C'est surtout dans les cas où l'affection a commencé par les artères périphériques, que l'on observe une marche aussi favorable de l'insuffisance des valvules de l'aorte. L'insuffisance valvulaire, qui se montre plus tard, ne fait naître, pendant fort longtemps, aucun phénomène appréciable pour le malade. Il résulte de tout cela que, dans le cas actuel, l'insuffisance des valvules semi-lunaires est nécessairement déterminée par des lésions anatomiques grossières de ces valvules, qui se développent sous l'influence d'un processus inflammatoire chronique s'étendant de ces valvules à l'aorte.

INSUFFISANCE DE LA VALVULE BICUSPIDE. — L'origine de l'insuffisance de la valvule mitrale ne peut pas être déterminée avec autant de certitude. On sait que l'occlusion de la valvule bicuspide a lieu nécessairement avec la participation de son appareil musculaire. Quand les ventricules se contractent, il y a également contraction des muscles papillaires qui tendent les valvules bicuspides et tricuspides. Ces muscles empêchent le renversement des valvules qui se ferait sous l'influence de la pression sanguine exercée vers la cavité de l'oreillette. Si les muscles papillaires sont devenus faibles sous l'influence d'une cause quelconque, la valvule mitrale cesse de se fermer et devient insuffisante, ce qui peut avoir lieu sans qu'il existe dans le muscle ou dans les autres parties de l'appareil valvulaire des lésions anatomiques trop accentuées, et trouve son explication dans un affaiblissement des muscles papillaires. Un affaiblissement de ce genre se trouve déterminé, ou sous l'influence d'une lésion de l'innervation de ces muscles, ou par l'action d'un trouble commençant dans la nutrition de leur tissu. Dans ce dernier cas, le tissu musculaire présente des symptômes plus ou moins prononcés d'une dégénérescence graisseuse. Si cette dégénérescence graisseuse n'est pas très-avancée, la force des muscles papillaires suffit, dans les conditions habituelles de la circulation, pour tendre les valvules ; mais aussitôt que l'obstacle au travail du ventricule gauche augmente, et aussitôt que son tissu musculaire se trouve débilité, le même degré de dégénérescence graisseuse que présente le muscle papillaire amènera une contraction insuffisante de ce muscle, ce qui conduit à une insuffisance de la valvule bicuspide avec toutes les conséquences qu'entraîne la distribution irrégulière du sang dans les diverses cavités du cœur.

Insuffisance musculaire de la valvule bicuspide dans l'endurcissemeet des artères. — Il arrive très-souvent que nous trouvons, à une certaine période de l'induration des artères, que les valvules présentent ou non de l'insuffisance (ce dernier cas est plus fréquent), un souffle systolique plus ou moins constant à la pointe du cœur ; ce souffle est très-probablement produit par une insuffisance musculaire de la valvule bicuspide. L'hypertrophie avec dilatation du ventricule gauche qui se montre consécutivement à l'induration des artères de la périphérie , conduit, tôt ou tard, mais nécessairement, à une dégénérescence graisseuse , de quelques fibres musculaires ; de plus, les muscles papillaires du ventricule dilaté sont atteints du même processus et souvent à un plus haut degré que les autres parties qui constituent le tissu musculaire du cœur. Lorsque , dans ces circonstances, les obstacles à la sortie du sang du ventricule gauche augmentent et quand sa cavité se dilate, les muscles papillaires, qui se trouvent dans des conditions bien moins favorables pour leur contraction , ne tendent pas suffisamment la valvule ; il en résulte qu'elle ne peut pas se fermer et qu'à l'hypertrophie et à la dilatation du ventricule gauche qui existaient déjà, vient se joindre une insuffisance mitrale qui rend souvent plus obscur le diagnostic exact de la maladie, pour un médecin peu au courant de la marche de l'endurcissement des artères et des lésions consécutives du cœur.

Ce qui surprend davantage un médecin moins exercé, c'est lorsque, à l'amélioration de l'état général du malade, à l'éloignement de l'obstacle qui s'oppose à la déplétion du ventricule gauche et qui s'est augmenté accidentellement, viennent s'ajouter une diminution dans le diamètre du ventricule droit et la disparition de l'accent du second bruit de l'artère pulmonaire. Le souffle systolique entendu à la pointe du cœur est alors remplacé par un bruit qui, au commencement, est faible, mais qui, plus tard, devient quelquefois tout à fait manifesté, bien que, dans la plupart des cas, le premier bruit entendu à la pointe du cœur, quand il existe une hypertrophie et une dilatation du ventricule, et au début de la dégénérescence graisseuse des fibres musculaires, soit habituellement faible. La répétition fréquente de ces insuffisances musculaires temporaires de la valvule mitrale, conduit enfin à une insuffisance persistante de cette valvule, de telle sorte que nous pouvons rencontrer un malade qui présente un endurcissement artériel très-développé, bien que les valvules semi-lunaires soient suffisantes, ainsi qu'une dilatation consécutive et une hypertrophie des parois du ventricule gauche et une insuffisance musculaire consécutive, permanente de la valvule mitrale qui avait déterminé une dilatation et une hypertrophie du ventricule droit et un accent au second bruit dans l'artère pulmonaire. Cette insuffisance musculaire de la valvule mitrale se développe très-facilement quand il existe déjà une insuffisance des valvules semi-lunaires. Comme ici la déplétion du ventricule gauche se trouve empêchée par suite de la régurgitation continue du sang qui revient de l'aorte, les conditions de nutrition du muscle qui est soumis à une pression constante du sang sont très-mauvaises ; les muscles papillaires paraissent aplatis et présentent habituellement un degré très-avancé de dégénérescence graisseuse.

Outre les conditions possibles que nous avons mentionnées et qui peuvent favoriser la production de l'insuffisance mitrale, il en existe encore d'autres qui sont

en connexion avec l'endocardite aiguë ou chronique, et
dont nous avons parlé quand nous avons discuté l'insuffisance des valvules semi-lunaires. Comme ce processus
détermine diverses altérations anatomiques des voiles
valvulaires ou des fibres tendineuses, il conduit de toute
façon à l'insuffisance de la valvule mitrale. Nous n'avons
pas le droit d'admettre ici une inflammation aiguë de
l'endocarde qui recouvre la valvule mitrale, pour le
même motif qui nous a empêché d'admettre une endocardite aiguë des valvules semi-lunaires. Ici nous ne
pouvons supposer qu'une endocardite chronique qui,
autant que cela est possible, peut être dans le cas actuel
un processus pathologique étendu des valvules de l'aorte.
Comme nous savons avec quelle lenteur s'étend une endocardite chronique de ce genre, nous pouvons supposer
que l'insuffisance des valvules semi-lunaires a existé
longtemps avant qu'il se soit développé des altérations
anatomiques dans les voiles de la valvule mitrale. Mais
comme il y avait déjà, avant la formation de l'insuffisance
des valvules semi-lunaires, une insuffisance du ventricule
gauche avec dilatation de sa cavité, survenue à la suite
de la perte d'élasticité des artères de la périphérie, on
peut supposer que la dégénérescence graisseuse des fibres
musculaires s'est montrée avant le développement de
l'insuffisance mitrale, et il est possible qu'elle existait
même avant la production de l'insuffisance des valvules semi-lunaires. Après nous être convaincus que,
chez notre malade, la dilatation de la cavité du cœur est
plus développée que l'hypertrophie de ses parois, nous
devons admettre toutefois que le tissu musculaire de
cet organe s'est affaibli, à la suite du développement

considérable qu'a pris la dégénérescence graisseuse.

La lenteur avec laquelle les altérations anatomiques se sont développées dans l'endocardite chronique, d'un côté ; de l'autre côté, l'existence déjà longue de l'hypertrophie du ventricule gauche qui s'était développée sous l'influence de l'endurcissement des artères, et enfin la supposition qu'il existait déjà depuis longtemps une dégénérescence graisseuse du cœur, sont des causes qui nous font admettre que, chez notre malade, l'insuffisance mitrale dépend d'une insuffisance dans la force des muscles papillaires. Cette supposition se trouve encore confirmée par l'instabilité du diamètre du ventricule droit, ainsi que l'inconstance du souffle systolique entendu à la pointe du cœur. Quand l'état du malade s'améliore, ce souffle devient plus court et plus faible, le diamètre du ventricule droit diminue ; quand cet état s'aggrave, on observe précisément le contraire. Malgré cela, nous devons avouer que nos hypothèses à l'égard de l'insuffisance du tissu musculaire de la valvule mitrale ne sont que probables, et que nous ne devons pas rejeter la possibilité d'une altération anatomique du voile valvulaire survenue à la suite de l'extension de l'endocardite chronique à cette valvule.

COMPENSATION APPORTÉE AUX OBSTACLES PAR L'HYPERTROPHIE CONSÉCUTIVE. — Nous voyons donc que l'obstacle que présentait à la dépétion du ventricule gauche, d'un côté le défaut d'élasticité des artères, et de l'autre l'insuffisance des valvules semi-lunaires de l'aorte, a conduit à l'hypertrophie du ventricule gauche avec dilatation de sa cavité. L'insuffisance mitrale qui s'est produite ici d'une

façon consécutive, a été la cause de l'hypertrophie du
ventricule droit, ainsi que de la dilatation de sa cavité.
Comme la dilatation des ventricules avec hypertrophie
de leurs parois se trouve en connexion causale avec les
obstacles apportés à la circulation sanguine, on devait
s'attendre à ce que les états que présentait le cœur consécutivement, dussent être complétement proportionnés
aux causes, c'est-à-dire que le cœur s'est hypertrophié
et dilaté proportionnellement à la quantité de sang qui
est restée dans sa cavité. Comme les appareils nerveux
du cœur s'accommodent constamment à la plus ou moins
grande quantité de sang contenue dans ses cavités, il en
résulte que la stase et la dilatation doivent nécessairement être suivies d'un renforcement proportionnel des
contractions des fibres musculaires. L'accroissement dans
les pertes des produits des contractions musculaires est
compensé avec surcroît, quand le malade présente de
bonnes conditions de nutrition ; il se développe une hypertrophie des fibres musculaires, dont le nombre augug-
mente. Nous observons un processus tout à fait iden-
tique dans les exercices gymnastiques des muscles des
extrémités qui, lorsque les conditions de nutrition sont
seulement suffisantes, s'hypertrophient de même quand
leur action se trouve accrue. Les diverses parties du
cœur qui présentent une hypertrophie proportionnelle,
compensent complétement l'obstacle que cette hypertrophie a amené. Cet état ne produit pas, à proprement
parler, de maladie, car il ne se manifeste presque par
aucun symptôme morbide. Nous pouvons, par exemple,
observer, pendant des années, des sujets qui présentent
un endurcissement des parois artérielles se développant

continuellement et devenant de plus en plus fort; cette hypertrophie du ventricule gauche qui se développe ainsi peu à peu compense si bien cet obstacle, qu'il peut se passer une dizaine d'années avant que le malade ré-clame le secours du médecin. Le patient né se plaint habituellement des divers symptômes qu'il éprouve que quand l'action du cœur commence à diminuer de force. Aussi longtemps que l'activité cardiaque n'est pas affai-blie encore, et aussi longtemps que le cœur travaille proportionnellement à l'accroissement des obstacles (in-suffisance des valvules, rétrécissement de l'orifice, etc.), le sujet est relativement en bonne santé, et se trouve dans un état de complète compensation qui, tôt ou tard, suivant l'idiosyncrasie du malade, suivant le genre de l'affection, suivant l'influence des diverses conditions extérieures, se trouve troublé et ouvre la voie à une série de phénomènes d'un état pathologique que l'on connaît sous le nom de *lésions compensatrices* des organes de la circulation san-guine. La cause fondamentale de cet état pathologique est l'affaiblissement de la force de l'activité cardiaque. Elle peut être directe et résider dans le cœur lui-même, ou être relative; alors la force du cœur reste la même, mais les obstacles à la circulation sanguine augmentent. Dans la plupart des cas, l'activité du cœur, qu'elle soit directe ou relative, existe comme base des lésions compensa-trices. Néanmoins, au point de vue pratique, il est extrê-mement important de décider, dans chaque cas donné, quel est le genre d'affaiblissement du cœur qui prédomine.

ALTÉRATIONS DANS LES FONCTIONS DU CŒUR HYPERTHRO-PHIÉ. — Cependant avant de passer à l'analyse des lésions compensatrices, nous devons faire cette observation que le cœur, qui se dilate et s'hypertrophie proportionnellement aux obstacles qu'il rencontre, présente, avant l'affaiblissement de son activité, une compensation à ces obstacles, sans qu'il se montre des altérations considérables dans le courant circulatoire, et sans que néanmoins un observateur attentif, en comparant les fonctions du cœur malade avec celles de l'organe à l'état sain, trouve d'anomalies très-considérables.

DES PALPITATIONS CARDIAQUES PERÇUES PAR LE MALADE. — Ces altérations fonctionnelles du cœur hypertrophié sont quelquefois perçues par les malades ; quelquefois aussi on ne les observe que d'une façon objective. Quelques individus qui ont le cœur hypertrophié, mais compensant complétement les causes de cette hypertrophie, commencent à se plaindre de temps en temps de palpitations, qui se montrent quelquefois sans aucune cause apparente, quelquefois après une marche rapide, après que le malade a pris du vin, du café, du thé, ou après une excitation morale quelconque. Ces palpitations, qui se produisent sous l'influence de causes diverses, disparaissent de nouveau dans beaucoup de cas, et le malade ne s'en aperçoit plus. Le plus souvent, cette disparition des palpitations coïncide avec l'amélioration de la nutrition, quand on a éloigné quelque cause morale qui accable le malade, quand sa position physique ou morale tout entière a été améliorée. C'est ainsi, par exemple, que les palpitations qui tourmentent beaucoup le malade disparaissent pour longtemps, même pour quelques années, quand les fonctions de la génération sont régularisées par la guérison d'un catarrhe de l'utérus ou du vagin, l'érosion de la portion vaginale, d'une inflammation chronique du canal de l'urètre, etc. En un mot, toutes les causes somatiques et psychiques, qui augmentent l'irritabilité des divers appareils sensitifs du corps, produisent une des causes principales des palpitations que le malade éprouve quand il existe un état d'hypertrophie de l'un ou de l'autre ventricule, compensant complétement la lésion mécanique. On peut expliquer cette sensation de palpitations par l'état d'hyperesthésie des nerfs intercostaux auxquels s'étend l'ébranlement produit par chaque contraction du cœur. L'excitabilité de ces nerfs est quelquefois si grande, que les malades eux-mêmes peuvent sentir les contractions que l'on perçoit d'habitude, bien que le cœur ne soit pas hypertrophié, sensation qui peut devenir au plus haut degré insupportable. Quand les contractions du cœur sont accélérées et renforcées, quand il est hypertrophié, il suffit d'une augmentation très-insignifiante de l'excitabilité de l'appareil nerveux sensitif, auquel se propage l'ébranlement du choc cardiaque, pour permettre aux sensations morbides et aux palpitations de se produire dans la région du cœur. Lorsque, dans beaucoup de cas d'hypertrophie, on ne perçoit absolument aucune sensation dans la région de l'organe malade, on ne peut l'expliquer que par la lenteur de l'hypertrophie qui se développe peu à peu ; le cœur alors comprime successivement l'appareil nerveux qui se trouve placé au-devant de lui, et ne donne souvent lieu à aucune sensation anomale.

AUGMENTATION DE LA FRÉQUENCE DES CONTRACTIONS DU CŒUR. — Nous avons dit que la perception des palpitations du cœur ne donne lieu à aucun symptôme habituel dans les diverses formes de l'hypertrophie de cet organe, avant qu'il existe une cause aux lésions compensatrices. Malgré cela, le nombre des contractions que présente le cœur hypertrophié subit des variations considérables chez un homme dont le cœur n'offre ni hypertrophie ni excitabilité pathologique particulière (comme par exemple dans la convalescence qui suit les affections typhoïdes, après les grandes pertes de sang) ; le nombre des contractions du cœur augmentera continuellement moins sous l'influence d'une cause quelconque qui accélère les mouvements de cet organe (par exemple après une contraction musculaire insignifiante, après l'usage du café, du vin, après une cause psychique quelconque) que chez un sujet atteint d'une hypertrophie de l'un ou de l'autre ventricule. On peut considérer comme règle la proposition suivante : le muscle hypertrophié de l'un ou de l'autre ventricule du cœur se contracte plus rapidement et plus fort que le muscle normal, non hypertrophié, qui se trouve sous l'influence des mêmes facteurs. Chez un homme dont le cœur se trouve à l'état normal, le nombre des battements s'élève, après un mouvement insignifiant, par exemple après avoir fait cinq pas, de 1, 2, 3, tout au plus de 5 battements par minute. Mais chez un homme qui présente une hypertrophie du cœur, quelle que soit la cause qui les produit, le nombre des contractions du cœur, après le même mouvement, augmentera de 10, 15, 20 battements à la minute. Les autres agents présentent une influence analogue au mouvement : par exemple une tasse de café, que le sujet pouvait autrefois savourer sans aucune conséquence, détermine dans l'hypertrophie du cœur un accroissement dans la fréquence des mouvements de cet organe que l'on perçoit ou que l'on ne perçoit pas, suivant l'excitabilité plus ou moins grande des nerfs sensitifs qui sont ébranlés par les contractions du cœur. Il se développe quelquefois chez un malade un trouble compensateur complet, sans qu'il ait remarqué cette légère excitabilité de la contraction nerveuse, à la suite de causes insignifiantes.

Il est manifeste que le cœur hypertrophié se contracte d'une façon qui n'est pas proportionnelle aux causes qui déterminent cette augmentation de travail, puisque cet organe, au bout de cinq pas, commence à battre plus vite et présente 10, 15, 20 battements de plus à la minute. Les causes psychiques augmentent le rhythme du cœur d'une façon aussi disproportionnée que les causes somatiques. Il est donc clair que le muscle hypertrophié travaille davantage que cela n'est nécessaire. On doit d'ailleurs avouer qu'après une augmentation aussi considérable de la fréquence des contractions du cœur, il se montre habituellement un très-grand ralentissement du rhythme de cet organe. Ce ralentissement suffira difficilement à couvrir, avec surcroît, la dépense à laquelle est forcé le tissu musculaire du cœur dans l'augmentation du travail de cet organe, dépense qui se trouve nécessairement augmentée. Il est très-vraisemblable qu'à la suite de cet accroissement de travail, où l'augmentation des dépenses qu'il impose est insuffisamment couverte, le muscle hypertrophié s'affaiblit tôt ou tard. Il est difficile de découvrir une cause de l'augmentation d'excitabilité du cœur, quand son muscle est hypertrophié ; cependant on ne doit pas regarder comme invraisemblable l'explication suivante : le cœur possède, comme on le sait, un appareil nerveux particulier qui régularise la fréquence de ses contractions ; or, le nerf vague qui régularise les mouvements d'un muscle d'un certain volume ne suffira probablement pas pour régulariser les contractions d'un muscle dont les fibres ont augmenté considérablement de nombre. Ce phénomène d'une diminution relative de l'innervation de l'appareil central est, d'après moi, analogue, jusqu'à un certain point, aux phénomènes que l'on rencontre dans les muscles des extrémités : des hommes qui, à la suite d'une augmentation de travail, ont les muscles des extrémités développés et hypertrophiés, perdent la faculté de commander à ces muscles, surtout dans de petits mouvements, pour lesquels il ne faut déployer aucune force. Il est presque impossible à un forgeron d'entreprendre un travail manuel fin ; ses muscles se contractent continuellement plus que cela n'est nécessaire, et ce n'est qu'au moyen de l'attention qui se trouve considérablement tendue, par la très-grande participation de ce même appareil nerveux central, qui commande consciencieusement aux mouvements spontanés des muscles, que l'exécution d'un petit mouvement pourra réussir à un tel homme. Le muscle cardiaque hypertrophié se trouve, à ce qu'il semble, dans les mêmes conditions, avec cette différence seulement que pour lui il n'y a pas d'appareil régulateur agissant consciencieusement, comme cela existe pour les muscles des extrémités.

DE L'ACCROISSEMENT DE L'EXCITABILITÉ DU CŒUR PENDANT LES MOUVEMENTS, COMME CAUSE DE L'AFFAIBLISSEMENT DE L'ACTION CARDIAQUE ET DES LÉSIONS DE NUTRITION DE CET

ORGANE. — Je me suis arrêté aussi longtemps à l'augmentation de l'excitabilité du cœur à l'état d'hypertrophie, parce que je l'ai considérée jusqu'à présent comme la compagne indispensable de l'hypertrophie du muscle cardiaque, et que, de plus, je la regarde comme une des causes principales de l'affaiblissement consécutif de l'activité de l'organe, qui donne naissance, plus tard, au développement de la forme pathologique des lésions compensatrices. Si le cœur hypertrophié travaillait d'une façon tout à fait proportionnelle aux obstacles qui s'opposent au mouvement du sang, et si, de plus, il réagissait contre tous les excitations, il n'y aurait aucune cause à son affaiblissement; il n'existerait aucun motif pour favoriser le développement de la dégénérescence graisseuse des fibres musculaires. Dans la dégénérescence graisseuse progressive des muscles des extrémités, ces mêmes muscles, qui se sont le plus contractés, s'atrophient généralement assez tôt et à un haut degré.

Le cœur hypertrophié est donc, ainsi que nous l'avons dit, plus excitable pour le mouvement que le cœur normal. Si nous comparons, cependant, plusieurs malades entre eux, nous pouvons nous convaincre que l'excitabilité du cœur ne se développe pas chez tous dans une égale mesure, et que cette excitabilité peut varier chez le même individu, d'après différentes conditions. A ce point de vue, cela répond presque à ce que nous avons dit de la perception des battements du cœur : toutes les influences qui diminuent la nutrition du corps, et augmentent l'excitabilité de l'appareil sensitif, accroissent aussi l'excitabilité du cœur pour le mouvement, ou affaiblissent, à notre point de vue, la faculté régulatrice du nerf vague.

L'affaiblissement de cette faculté peut aussi se montrer, sans qu'il existe d'état hypertrophique du muscle cardiaque, ainsi après le typhus, une perte sanguine, l'onanisme, etc. Plus le cœur hypertrophié est irritable, plus sont grandes ses dépenses matérielles ; par cela même se montrera plus tôt la période de fatigue et de trouble compensateur. De là ressort cette importance pratique qu'il faut connaître les conditions qui entretiennent ou diminuent l'excitabilité du cœur. Notre malade ne se plaint pas actuellement de palpitations, et les anamnestiques nous montrent qu'auparavant il ne s'en est jamais plaint, bien que les altérations anatomiques du cœur existent déjà depuis longtemps. Néanmoins son cœur est très-irritable; déjà, au bout de quelques pas, le nombre des contractions augmente de vingt à la minute. Il y a quelques jours, quand le malade se sentait plus mal, avant l'emploi de la digitale, l'excitabilité du cœur était encore bien plus considérable. La perception des palpitations manque, et autrefois elle n'existait pas à la suite de l'insuffisance d'excitabilité de l'appareil sensitif. Car bien que l'on puisse observer chez un malade les palpitations et le renforcement du choc du cœur, il ne les perçoit cependant pas. Il ne se plaint que d'une douleur continue dans la région du cœur, qui se trouve produite probablement par la dilatation des cavités et par la pression qui s'exerce consécutivement sur les nerfs sensitifs voisins. Les jours où il y a de l'amélioration, quand le diamètre du ventricule droit diminue, les douleurs diminuent considérablement et réciproquement. Cependant ce dernier symptôme n'est pas constant dans les hypertrophies du cœur; le plus souvent, cependant pas toujours, ces malades se plaignent d'une sensation de plénitude et d'une pression dans la région du cœur.

Après avoir admis un accroissement de l'excitabilité dans les mouvements du cœur hypertrophié, nous avons déjà dit que chaque malade ne percevait pas les troubles fonctionnels (cela dépend du différent degré d'excitabilité de l'appareil sensitif) et que ces troubles ne conservent pas constamment chez le même malade un seul et même degré de développement. Généralement l'excitabilité des mouvements du cœur atteint son plus haut point, quand il existe des lésions compensatrices.

Tout cela fait voir combien il est important de déterminer le degré d'excitabilité qui existe dans l'appareil moteur du cœur. Cette détermination nous fait connaître une des causes les plus importantes qui épuisent la force du muscle cardiaque. Les observations qui ont été faites sur différents malades atteints d'hypertrophie du cœur permettent de tirer, au point de vue de cette circonstance, la conclusion suivante : plus le cœur est excitable, plus se montre tôt la période d'affaiblissement de son action.

Nous avons dit que les fibres musculaires du cœur hypertrophié doivent tôt ou tard, mais nécessairement, subir la dégénérescence graisseuse qui est une des causes les plus importantes de l'affaiblissement de la force du cœur. Cependant, en se basant sur des observations cliniques et anatomo-pathologiques, on doit admettre encore une autre cause de l'affaiblissement de l'activité du cœur, dans laquelle la dégénérescence graisseuse n'a qu'une importance secondaire.

Lorsque cette dégénérescence des fibres primitives n'a atteint qu'un faible degré de développement, on ne peut, dans beaucoup de cas, les regarder comme une cause de l'affaiblissement du muscle cardiaque, de telle sorte que cette espèce d'affaiblissement se trouve très-probablement produite par une fatigue du muscle cardiaque, sans qu'il présente d'altération anatomique correspondante. Quand les muscles des extrémités se contractent outre mesure, ils perdent complétement, pour quelque temps, leur contractilité, aussi longtemps que la perte qui s'est accrue, à la suite de ces fortes contractions, n'a pas été couverte. Dans une fatigue de ce genre, on peut expliquer ces cas d'affaiblissement de l'activité cardiaque, qui présentent pendant plusieurs semaines la forme d'une lésion compensatrice complète et dans lesquels cette forme disparaît bientôt après, pour quelques années, et fait place à un état de compensation complète. Si cet affaiblissement du cœur dépendait d'une cause anatomique (d'une dégénérescence graisseuse), on ne pourrait pas s'attendre à une interruption d'aussi longue durée dans les phénomènes morbides. Les observations anatomo-pathologiques que l'on fait sur des sujets de ce genre, morts, en présentant les symptômes de lésions compensatrices, montrent avec certitude que la forme clinique de l'affaiblissement de l'activité du cœur n'est de loin pas en proportion directe avec le degré de dégénérescence graisseuse.

Cet affaiblissement temporaire de l'activité du cœur (sans qu'il existe de dégénérescence graisseuse correspondante du tissu du cœur) se développe habituellement sous l'influence de l'accroissement temporaire des obstacles apportés à la circulation, ou sous l'influence de l'augmentation temporaire de l'excitabilité du muscle cardiaque.

AFFAIBLISSEMENT DE L'ACTIVITÉ DU CŒUR QUAND LA MASSE DU SANG A AUGMENTÉ. — On peut trouver la cause des obstacles temporaires à la circulation dans l'augmentation de la masse du sang dans l'organisme ; ainsi, par exemple, s'il se présente chez un sujet affecté d'une lésion organique du cœur un écoulement sanguin, plus ou moins abondant, par les hémorrhoïdes, qui dure pendant plusieurs années, cet écoulement compense complétement la lésion du cœur. Si maintenant, sous l'influence d'une cause quelconque, cet écoulement se trouve arrêté, tandis que les bonnes conditions de nutrition du sujet permettent en même temps la formation d'une quantité de sang considérable, il y aura alors un certain excédent de sang qui pénètrera dans le système vasculaire et dans les cavités du cœur. Cet organe devra donc, à chaque contraction, refouler une quantité de sang qui dépasse la quantité habituelle. Le rhythme du cœur est, dans ces cas, habituellement plus fréquent, et par suite de l'augmentation de l'excitabilité de cet organe qui est hypertrophié, l'accroissement de la fréquence du rhythme ne se trouve pas proportionnel à l'excitation, de telle sorte que le cœur se fatigue rapidement, et que sa force ne suffit pas à la compensation du nouvel obstacle. — Alors apparaît *la période de la lésion compensatrice* avec toutes ses conséquences ultérieures. Une intervention habile du médecin qui a pour résultat le rétablissement de l'ancien écoulement sanguin par les hémorrhoïdes, apporte, dans ce cas, au malade un grand soulagement et ajourne quelquefois, pour des années, une issue fatale qui était inévitable.

La masse du sang peut aussi augmenter temporairement par suite de la suppression de quelque autre écoulement considérable de liquide. Lorsque, de cette manière, des transpirations habituelles se trouvent suspendues, une diarrhée habituelle cesse, la sécrétion urinaire devient moins abondante, la menstruation est supprimée, toutes ces causes conduisent inévitablement à un accroissement de la masse du sang et constituent une des causes principales de l'affaiblissement de cette masse, dans le cas où elles ne seraient pas compensées par quelque autre condition, se présentant sous forme d'une augmentation dans la sécrétion d'éléments sanguins liquides, par d'autres organes. Quelquefois cependant, cette excrétion est insuffisante, relativement à l'accroissement de la quantité de liquides introduits dans l'organisme. J'ai eu très-souvent l'occasion d'observer cela chez des malades atteints de lésions cardiaques, qui avaient usé d'une façon inopportune des eaux minérales de Carlsbad, de Vichy, d'Ems, etc. Tandis que le malade introduit dans son organisme des quantités considérables de liquides, sous forme des eaux minérales que nous venons de citer, si l'on n'apporte pas une attention convenable à ses évacuations alvines, la sécrétion urinaire, augmentée sous l'influence de l'eau, ne sera souvent pas en état, quand il se produit un état de constipation, de compenser l'augmentation artificielle de la masse du sang. L'augmentation de cette masse du sang sera donc la cause d'un affaiblissement consécutif de l'activité du cœur. On rencontre si souvent des exemples de ce genre, où les symptômes des maladies du cœur s'aggravent sous l'influence des eaux minérales, que s'est établie parmi les médecins cette opinion que l'on doit regarder les maladies du cœur comme contre-indiquant un traitement par les eaux minérales. Malgré cela, les erreurs de diagnostic nous donnent, jusqu'à présent encore, souvent l'occasion d'observer les conséquences funestes du traitement des maladies du cœur par les eaux minérales. Le plus souvent les erreurs de diagnostic se commettent, quand il existe des altérations consécutives du cœur, qui se sont développées sous l'influence de l'endurcissement des artères, et où l'affection n'est pas encore arrivée jusqu'à l'altération des valvules.

Comme dans ces cas on n'entend à l'auscultation du cœur aucun souffle étranger, tandis que la détermination du volume de l'organe peut conduire le médecin, qui procède à l'examen, à des conclusions fausses, c'est alors qu'en se basant sur une hypertrophie concomitante du foie, on conseille souvent l'usage de l'eau de Carlsbad, pour guérir l'affection du foie, qui explique ici tous les phénomènes cliniques. Le malade s'expose, quand il use de ces eaux minérales, surtout quand il lui manque une direction qui lui est nécessaire, aux éventualités les plus défavorables. Quand il y a constipation ou quand il y a rétention d'une autre excrétion quelconque, la masse du sang augmente d'une manière artificielle. Cet accroissement conduit à des troubles de compensation, auxquels le malade serait resté étranger, peut-être encore longtemps, dans un cas contraire.

Affaiblissement de l'activité du cœur sous l'influence d'expirations renforcées. — Quand la masse du sang présente une seule et même quantité, l'obstacle temporaire apporté à son mouvement peut dépendre de l'inégalité de sa distribution. Toutes les causes qui s'opposent à la déplétion des cavités du cœur peuvent aussi agir pour affaiblir l'activité de cet organe. L'aggravation d'une endocardite chronique des valvules (passage à l'état aigu du processus chronique), une péricardite aiguë qui vient s'ajouter à la maladie ancienne, agissent sur les mouvements du cœur, et deviennent les causes d'un affaiblissement de cet organe qui se développe d'une façon plus ou moins rapide. Toutes les causes qui s'opposent à l'écoulement du sang, hors de l'artère pulmonaire, et conduisent ainsi à une distension du ventricule droit, constituent un des motifs les plus fréquents qui amènent l'affaiblissement de l'activité du cœur. On sait, par exemple, qu'un catarrhe du pharynx, quand le système nerveux présente une certaine excitabilité, détermine des quintes de toux très-fréquentes et très-fortes, comme on dit, une toux quinteuse. Comme la toux représente une série d'expirations renforcées, alors que la fente glottique se trouve resserrée et l'inspiration rendue difficile, d'après cela, cet acte doit être regardé comme une des causes les plus importantes qui rendent plus difficile la déplétion des ramifications de l'artère pulmonaire. Des expériences physiologiques montrent que des expirations renforcées empêchent l'écoulement du sang hors de l'artère pulmonaire, dans la même mesure que des inspirations profondes le facilitent. Chez les hommes, nous pouvons nous convaincre de l'exactitude de ce rapport des choses, en ce que, après la toux ou après des expirations renforcées, nous observons le phénomène de l'accent au second bruit dans l'artère pulmonaire, même chez l'homme sain. C'est ce qui explique comment il peut se produire après une toux de longue durée, seulement sous l'influence d'un catarrhe du pharynx,

une augmentation dans le diamètre du ventricule droit à
côté du symptôme de l'accent au second bruit dans l'artère pulmonaire ; cet accent disparaît quand la quinte de
toux a cessé ou a considérablement diminué. La cavité
du ventricule droit ne se dilate pas naturellement avec la
même facilité chez tous les individus, dans les mouvements expiratoires renforcés, pendant la toux ; elle
semble davantage leur obéir dans l'hypertrophie de ses
parois ou de celles du ventricule gauche. Dans ces derniers cas, l'excitabilité motrice du cœur se trouve augmentée ; cet organe se fatigue plus tôt, sous l'influence
d'un accroissement des obstacles qui rendent la déplétion de l'artère pulmonaire plus difficile, parce qu'il se
contracte plus souvent et plus fort que cela n'est nécessaire. La cavité du ventricule droit se distend sous l'influence d'un affaiblissement temporaire du tissu musculaire ; cette distension conduit à l'affaiblissement de l'activité des autres parties du cœur ; le ventricule gauche ne
peut plus surmonter les obstacles auxquels il était habitué
auparavant, il ne se développe, de cette manière, des
troubles de compensation de l'une ou de l'autre lésion du
cœur, que sous l'influence d'un catarrhe du pharynx.
Dans ces cas, on peut émousser d'une façon systématique
la sensibilité du pharynx, au moyen d'inhalations narcotiques employées à temps; on s'oppose, souvent pour longtemps, au développement des troubles de compensation, et
on rétablit l'équilibre qui avait été troublé. Le catarrhe
des bronches, surtout de celles qui sont d'un gros calibre,
est funeste aux sujets affectés de maladies de cœur, non
pas tant à cause des altérations anatomiques directes que
produit cette inflammation (tuméfaction de la muqueuse,

accumulation de liquide dans les bronches) que par les quintes de toux qui rendent plus difficile la déplétion de l'artère pulmonaire. Il n'y a que le rétrécissement de la lumière des petites bronches (tuméfaction de leur muqueuse, présence dans ces tuyaux d'un contenu plus ou moins visqueux, obstruction des alvéoles elles-mêmes) qui puisse, en ce qu'il empêche directement l'échange des gaz dans le tissu pulmonaire, s'opposer de cette manière à la déplétion de l'artère pulmonaire. Cette toux concomitante, qui n'est souvent pas proportionnée à la quantité du produit sécrété, joue fréquemment, vis-à-vis des causes anatomiques, le principal rôle. La pleurite forme, comme toutes les autres causes qui entravent l'inspiration ou renforcent l'expiration, une des causes les plus importantes qui rendent plus difficile la déplétion de l'artère pulmonaire et conduisent à la distension consécutive du ventricule droit.

AFFAIBLISSEMENT DE L'ACTIVITÉ DU CŒUR A LA SUITE DE L'AFFAIBLISSEMENT DE LA NUTRITION. — Tous les obstacles apportés au mouvement du sang que nous avons indiqués plus haut, tant au point de vue de l'augmentation absolue qu'à celui de l'inégalité dans la distribution de la masse de sang, peuvent amener un affaiblissement relatif, temporaire de l'activité du cœur, qui peut disparaître, sans presque laisser de traces et, quand les conditions sont favorables, rester des années sans reparaître. La chose se passe autrement quand les obstacles se développent chez un sujet dont le tissu du cœur présente déjà la dégénérescence graisseuse. La force du cœur qui se trouve ainsi affaiblie se trouve de nouveau rétablie, pour un peu de temps, ou incomplétement, quand l'un ou l'autre de ces nouveaux obstacles a été écarté. Dans le cours d'une maladie de cœur, l'activité de cet organe s'affaiblit, habituellement, plusieurs fois sous l'influence de diverses conditions qui agissent directement ou immédiatement sur l'affaiblissement de cette activité, et se rétablit de nouveau. Toutes les fois que la chose se repète, et bien que les obstacles ne soient pas très-grands, cet affaiblissement a lieu plus rapidement; cependant, chaque fois, le rétablissement est plus difficile. Il semble que chaque affaiblissement temporaire de l'activité du cœur laisse des suites qui ne sont pas tout à fait faciles à détruire. On peut observer ce fait dans l'hypertrophie du ventricule gauche avec dilatation de sa cavité, qui se développent à la suite de l'endurcissement des artères. Le catarrhe du pharynx qui complique cet état, ou toute autre cause qui augmente les obstacles à la déplétion de l'artère pulmonaire, conduisent, avec le temps, à un agrandissement du diamètre du cœur qui, une fois que la cause de la distension a été écartée, redevient plus petit, mais ne reprend cependant pas, le plus souvent, son volume primitif. Il reste donc après une distension temporaire une dilatation constante, qui devient de plus en plus grande, chaque fois que ce phénomène se répète ; plus l'obstacle a duré longtemps, plus la cavité du cœur a été longtemps distendue, plus le diamètre primitif se rétablit difficilement et plus est considérable la dilatation qui subsiste après cette distension.

L'affaiblissement de l'activité du cœur dans l'hypertrophie avec dilatation du ventricule droit et du ventricule gauche, peut aussi se développer, sans qu'il y ait un accroissement direct des obstacles aux mouvements du sang, mais exclusivement à la suite d'un affaiblissement immédiat de la force du muscle cardiaque. Cet affaiblissement peut se produire, ou à la suite de la fatigue du muscle, sous l'influence d'une augmentation de longue durée de l'excitabilité, ou à la suite d'altérations anatomiques du tissu cardiaque, qui se montrent ici, le plus souvent, sous la forme d'une dégénérescence graisseuse. On observe le premier genre d'affaiblissement quand le cœur présente une augmentation particulière dans son excitabilité, ainsi par exemple sous l'influence de causes psychiques dépressives. Assez souvent le trouble compensateur se montre à la suite d'affections déprimantes de longue durée, après des nuits d'insomnie amenées par une cause psychique quelconque. Quand ces causes psychiques ont été écartées, l'activité du cœur s'améliore, et revient presque à son état primitif, — la compensation se rétablit de nouveau.

La dégénérescence graisseuse de chaque fibre musculaire est, à proprement parler, la suite nécessaire de l'hypertrophie du cœur; cependant elle est par elle-même rarement cause des lésions compensatrices. L'adjonction de cette cause anatomique de l'affaiblissement du muscle cardiaque à quelque autre cause (ou bien du côté de l'accroissement des obstacles apportés au mouvement du sang, ou de l'affaiblissement temporaire des fibres musculaires qui restent) constitue l'étiologie ordinaire des lésions compensatrices. Le tissu musculaire du cœur peut aussi s'atrophier à la suite d'autres causes, ainsi, par exemple, sous l'influence d'une prolifération du tissu connectif interstitiel; la forme clinique reste cependant toujours la même que dans l'atrophie graisseuse des muscles.

D'après ce qui a été dit, on peut conclure que, dans la plupart des cas, les lésions compensatrices sont produites par plusieurs causes et d'abord : 1° par un accroissement temporaire des obstacles apportés au mouvement du sang ; 2° par un affaiblissement temporaire de l'activité du cœur, et 3° par une diminution de la quantité des fibres musculaires, à la suite d'une forme quelconque de l'atrophie. Cette dernière cause appartient aux conditions qui ne permettent plus de retour vers l'amélioration, et qui au contraire se développent d'une manière irrésistible. Il ressort de là que, dans chaque cas isolé, il est extrêmement important de distinguer jusqu'où une des causes données peut être la cause dominante des lésions compensatrices. Il est encore, jusqu'à un certain degré, au pouvoir des médecins d'écarter les deux premières causes ; mais dans les cas où l'atrophie musculaire joue le principal rôle, l'action du médecin est très-limitée, car la thérapeutique est impuissante contre une atrophie qui se développe dans un muscle. Il n'est cependant pas toujours possible de dire avec certitude jusqu'où l'état atrophique de la substance charnue du cœur constitue la forme prédominante des lésions compensatrices, car, quelle que soit la cause qui a produit l'affaiblissement de l'activité du cœur, sa forme clinique reste toujours la même. Avec tout cela, un examen critique, concluant du malade, facilite, jusqu'à un certain point, une estimation plus ou moins exacte de l'importance de l'atrophie musculaire, dans le cas donné. Si nous avons, par exemple, devant nous, un sujet qui se trouve dans de mauvaises conditions générales de nutrition, si nous pouvons supposer chez lui une lésion cardiaque existant depuis longtemps, si la compensation a déjà éprouvé autrefois des troubles et si, en même temps, ces troubles de compensation ne trouvent pas une explication suffisante dans un accroissement des obstacles au mouvement du sang, on peut admettre, avec une grande vraisemblance, quand de telles conditions sont combinées ensemble, un état atrophique du muscle, comme cause principale de l'affaiblissement de l'activité du cœur. Une telle supposition serait confirmée encore par le souffle systolique que l'on entend souvent à la pointe du cœur (dans l'hypertrophie du ventricule gauche, à la suite de l'endurcissement des artères, avec ou sans insuffisance des valvules semi-lunaires), en même temps qu'il existe un agrandissement du diamètre du ventricule droit, lorsque, d'un autre côté, l'insuffisance mitrale n'existe pas à la suite d'une affection inflammatoire de l'endocarde. Dans ces cas, le souffle entendu à la pointe du cœur et l'agrandissement du diamètre de l'organe se montrent à la suite d'un affaiblissement des muscles papillaires qui, le plus souvent, est produit par un processus atrophique. Lorsque, au début des lésions compensatrices, ce mode d'insuffisance mitrale, avec dilatation consécutive du ventricule droit, se développe facilement, c'est un des signes les plus importants d'un affaiblissement du cœur produit par l'atrophie, lorsqu'il n'existe seulement aucune cause spéciale particulière qui puisse agir d'une manière défavorable sur la nutrition des muscles papillaires. C'est ainsi, par exemple, que la présence d'un souffle, entendu à la pointe du cœur, dans un cas d'hypertrophie du ventricule gauche avec dilatation de sa cavité, symptômes qui se seraient produits sous l'influence d'un endurcissement des artères et auraient continué leur cours, sans qu'il existât d'insuffisance des valvules de l'aorte, milite en faveur de cette opinion que l'affaiblissement des muscles papillaires n'est pas déterminé par un trouble dans la nutrition de ces muscles ; il s'est développé sous l'influence de la pression exercée par le sang qui revient dans le ventricule gauche à travers l'ouverture aortique dont l'occlusion n'est pas complète. Les muscles papillaires s'affaiblissent sous l'influence d'une cause générale qui agit sur la nutrition du muscle cardiaque tout entier. La chose se passe autrement quand le souffle systolique entendu à la pointe se développe en même temps qu'il existe un souffle diastolique dans l'aorte. A la suite de l'insuffisance des valvules semi-lunaires, le ventricule gauche, qui ne se vide pas complétement du sang qu'il contient, présente des conditions défavorables pour la nutrition des muscles papillaires, qui sont constamment soumis à une certaine pression. De plus, ils s'atrophient beaucoup plus tôt que les autres parties du tissu musculaire du cœur.

Bien que l'on fasse jouer à l'excitabilité du cœur qui est plus ou moins développée et où il y a peu de dédommagement dans les pertes que subit le tissu musculaire de cet organe, un rôle très-important dans le processus de la dégénérescence graisseuse du muscle cardiaque, à l'état d'hypertrophie, il existe cependant encore d'autres conditions qui favorisent particulièrement cette dégénérescence graisseuse ; il faut citer comme les plus communes l'intoxication alcoolique chronique, ainsi que diverses affections aiguës, surtout les maladies infectieuses.

On a souvent l'occasion d'observer des individus qui sont affectés d'un endurcissement des artères avec altérations consécutives du ventricule gauche, et qui présentent un agrandissement concomitant du ventricule droit, développé peu à peu, à mesure que le premier bruit entendu à la pointe du cœur perdait de sa clarté. Le premier bruit apparaît, dans des cas de ce genre, tantôt affaibli, tantôt partagé, et se transforme enfin peu à peu en un souffle qui, au début, se montre seulement temporairement, mais qui, plus tard, reste constant. A l'autopsie, on trouve dans ces cas, outre une induration des artères, une hypertrophie du ventricule gauche avec dilatation de sa cavité, et un agrandissement du ventricule droit avec dégénérescence graisseuse du tissu musculaire des deux ventricules. On rencontre très-souvent des altérations de ce genre chez des hommes qui ont abusé des spiritueux; il est important de connaître ces altérations, pour ne pas les confondre avec d'autres qui se montrent à la suite d'une endocardite de la valvule mitrale. C'est dans cette période de l'hypertrophie des deux ventricules, avec dilatation de la cavité, pendant laquelle on entend à la pointe du cœur un souffle systolique qui se montre à la suite de l'affaiblissement du muscle, que la détermination du long diamètre du cœur échappe souvent à l'observation, par suite du trop peu de force de cet organe. Dans la dégénérescence graisseuse, le choc du cœur est faible, la percussion ne permet pas de déterminer toujours d'une façon bien nette le long diamètre de l'organe, puisque d'ailleurs beaucoup de médecins n'emploient pas cette méthode de détermination des limites inférieures du cœur. Il arrive quelquefois que, dans ces cas, lorsque la place où l'on perçoit le choc du cœur qui est affaibli, se trouve le long de la ligne mamillaire, entre la cinquième et la sixième côte, l'erreur de ceux qui regardent cette place comme étant la limite la plus inférieure de cet organe est encore accrue. Dans la plupart des cas cependant, nous pouvons, dans des conditions de ce genre, nous convaincre, au moyen de la percussion, que le long diamètre se termine d'une côte plus bas, et quelquefois davantage, que l'endroit où se perçoit le choc du cœur. Sans cette dernière méthode de détermination du long diamètre de l'organe, le souffle systolique, entendu à la pointe, ainsi que l'augmentation concomitante du diamètre transverse de l'organe et l'accent du second bruit dans l'artère pulmonaire, peuvent conduire à l'idée d'une insuffisance mitrale produite à la suite d'une endocardite. A l'autopsie, on trouve la valvule bicuspide saine, c'est tout au plus si les muscles papillaires présentent une atrophie plus considérable que le reste du tissu musculaire du cœur. On rencontre de plus, généralement, une induration plus ou moins développée des parois artérielles avec terminaisons diverses de ce processus. Dans ces conditions, on ne peut pas expliquer autrement les altérations du cœur que par un état consécutif du processus qui se montre dans les artères. Dans les cas d'induration artérielle, avec altérations consécutives des deux ventricules, le souffle systolique, entendu à la pointe, est quelquefois inconstant; tantôt ce souffle se montre, tantôt il disparaît. Son apparition coïncide généralement avec une aggravation de l'état général du malade, avec des symptômes d'affaiblissement de l'activité du cœur. Dans des cas de ce genre, le souffle systolique, après avoir existé pendant des semaines entières, peut disparaître pendant des mois et même pour plus longtemps ; le diamètre du ventricule droit peut même diminuer. Des observations de ce genre conduisent souvent à de fausses conclusions sur la curabilité de l'insuffisance mitrale, survenue à la suite d'une endocardite ; cependant ici l'insuffisance de cette valvule n'est que temporaire ; elle a été produite à la suite d'un affaiblissement des muscles papillaires, sous l'influence d'un état d'atrophie plus ou moins développé de ces muscles. On peut éviter cette erreur de diagnostic, en constatant, au moyen de la percussion, une augmentation dans le long diamètre du cœur ; en auscultant, on entend l'accent au second bruit dans l'aorte, en palpant les artères qui ont perdu leur élasticité et en éclairant par la critique les conditions étiologiques. L'âge avancé du malade, l'exclusion d'un rhumatisme articulaire aigu, l'usage de quantités considérables de spiritueux, la syphilis, — toutes ces causes nous donnent le droit d'attribuer le souffle systolique, entendu à la pointe du cœur, à l'insuffisance musculaire de la valvule mitrale déterminée par l'induration des artères avec ses conséquences.

Symptômes des lésions compensatrices. — Avant de déterminer jusqu'où les troubles mécaniques de la circulation sont compensés chez notre malade, et avant de déterminer les causes qui ont amené ces lésions compensatrices, nous devons parler des phénomènes cliniques sur lesquels on peut établir l'existence d'une lésion compensatrice.

Distension des cavités du cœur. — Les symptômes cliniques des lésions compensatrices se développent à la suite de l'affaiblissement de l'action du cœur ; il est tout à fait indifférent de savoir si cet affaiblissement est direct ou médiat, s'il se développe à la suite d'une augmentation des obstacles qui s'opposent à l'action du cœur. Le premier symptôme que l'on observe chez un malade au début de l'affaiblissement du cœur est une distension des cavités de cet organe. Le plus souvent, cela se remarque dans le diamètre transversal qui s'agrandit, même dans les cas où il s'agit d'un affaiblissement dans l'activité du ventricule gauche qui s'est hypertrophié et dilaté. Ce ventricule est, à ce qu'il semble, moins apte à se dilater ; malgré cela, dans les cas où il existe un affaiblissement considérable du muscle du cœur, la cavité du ventricule gauche se dilate pendant l'établissement des troubles apportés à la compensation, ce que peut démontrer l'instabilité plus ou moins grande du long diamètre de l'espace occupé par la matité du cœur. Cette distension est surtout prononcée dans les cas où le muscle cardiaque présente une atrophie considérable.

Le ventricule droit se dilate, au début de l'affaiblissement de l'activité du cœur, ainsi que nous l'avons dit, de telle sorte que cet organe augmente dans le sens de son diamètre transversal. Ce symptôme échappe souvent à l'observation, parce que la plupart des cas ne se montrent au médecin que quand se sont établies les lésions compensatrices . Cependant il est possible au médecin de suivre dans le cours de la maladie les variations du diamètre transverse du cœur. Dans la plupart des cas où l'affaiblissement de l'organe a été produit plutôt par une fa-

tigue du muscle que par des causes anatomiques (dégé-
nérescense graisseuse), on observe à chaque amélioration
une diminution dans le diamètre transverse, et quand
la compensation a été rétablie, le ventricule droit peut
revenir aux dimensions qu'il présentait avant les troubles
apportés à cette compensation, bien que le plus souvent,
chaque fois que cette compensation a éprouvé des altérations, le ventricule droit reste de plus en plus agrandi.
Dans les cas où le tissu musculaire est considérablement
dégénéré, les variations que présente le diamètre du
cœur sont très-insignifiantes. Ces distensions temporaires
de ventricule droit, qui se répètent souvent sous l'influence des lésions compensatrices du ventricule gauche
qui se trouve hypertrophié et dilaté, conduisent enfin à
une augmentation constante du volume du ventricule droit.
Cette dilatation du ventricule droit met souvent le médecin dans l'embarras, puisque, quand il examine le
malade, il ne trouve absolument que des obstacles à
l'activité du ventricule gauche, c'est-à-dire des causes qui
conduisent à l'hypertrophie avec dilatation de la cavité de
ce ventricule. Chez les jeunes gens, où les obstacles apportés
à la circulation sont complétement compensés par la dilatation consécutive et l'hypertrophie des parois du ventricule gauche, le diamètre du ventricule droit ne change
pas généralement. Aussitôt que la force musculaire du
ventricule gauche diminue ou que les obstacles augmentent, sa cavité se vide moins complétement. Mais
comme le ventricule gauche est moins extensible que les
autres cavités du cœur, la première conséquence de cette
déplétion incomplète et aussi de l'obstacle apporté à
l'entrée du sang dans le ventricule gauche est une dis-

tension des cavités qui oppose à la pression du sang le moins de résistance. A ce point de vue, le ventricule droit joue, comme étant celui qui est le plus susceptible de se dilater, le rôle d'un réservoir compensateur du sang qui se trouve retenu dans l'oreillette gauche, les veines pulmonaires, et consécutivement dans les artères pulmonaires. Nous voyons par là de quelle manière peut se produire l'agrandissement du diamètre du ventricule droit à la suite de l'affaiblissement de l'activité du ventricule gauche. La déplétion des artères pulmonaires se trouve entravée consécutivement à la difficulté qu'ont les veines pulmonaires à se vider, et par suite il se fait une distension du ventricule droit. Les stases sanguines qui se répètent souvent dans l'artère pulmonaire et qui se produisent à la suite d'une insuffisance dans l'activité du ventricule gauche, chez des sujets placés dans de bonnes conditions de nutrition, ne conduisent pas seulement à une dilatation de la cavité du ventricule droit, mais aussi à une hypertrophie de ses parois.

DYSPNÉE. — Après avoir analysé le mécanisme de la dilatation du ventricule droit, nous verrons nettement quelle est la cause de la dyspnée qui apparaît comme étant un des premiers symptômes des lésions compensatrices, à leur début. Ce symptôme ne manque presque dans aucun cas où il existe une lésion de ce genre, soit que cette dernière se montre dans les altérations du ventricule droit ou du ventricule gauche, ce qui est en contradiction avec l'opinion, autrefois admise, que la dyspnée était en rapport avec une affection de la moitié droite du cœur, et les palpitations avec une affection de la moitié gauche. La proposition suivante peut servir de règle : il n'y a pas de lésions compensatrices d'une moitié du cœur ou de l'autre, sans qu'il existe en même temps une dyspnée plus ou moins développée. L'absence de ce symptôme dans les lésions compensatrices constitue une exception fondée sur des causes particulières. En général, ce symptôme est, pour les malades, le motif qui les engage, d'une manière tout à fait essentielle, à rechercher les secours de la médecine. On rencontre cependant des malades qui, bien qu'ils présentent tous les symptômes qu'offrent des lésions compensatrices, ne se plaignent cependant pas de dyspnée. Malgré cela, le médecin peut se convaincre, par les phénomènes objectifs, de l'existence de ce symptôme qui se manifeste par une augmentation considérable dans la fréquence des mouvements respiratoires. Au lieu de 16 à 18 mouvements respiratoires à la minute, on en trouve 20, 30 et plus, dans le même temps, chez un malade qui est au début des lésions compensatrices, bien que la température du corps ne soit pas augmentée.

Le nombre des inspirations augmente quelquefois au moindre mouvement, de manière à atteindre le chiffre de 40 ; ce nombre est même dépassé. Alors chaque inspiration est très-superficielle. Dans la plupart des cas, cette fréquence dans la respiration amène, chez le malade, une sensation dont il a conscience et qui devient appréciable à chaque mouvement; il la décrit comme une dyspnée. Dans des cas plus rares, les malades n'ont pas conscience de cette fréquence des mouvements respiratoires. Bien qu'ils soient essoufflés, ils ne se plaignent pas de dyspnée et, en portant une certaine attention sur leurs sensations

propres, ils ne remarquent que la brièveté et la fréquence
des inspirations qui sont accompagnées d'un sentiment
qu'ils expriment en disant que l'air leur manque. Au début, les malades attentifs ne remarquent la dyspnée que
quand leurs mouvements sont augmentés, quand ils contractent un grand nombre de muscles. Lorsque le cœur
commence à présenter un grand affaiblissement, la dyspnée
apparaît dans les mouvements les plus ordinaires, et ne
quitte plus les malades, même quand ils sont dans un
repos absolu. Nous pouvons, en examinant des malades
qui présentent une amélioration des mouvements respiratoires avec dyspnée, nous convaincre, par l'auscultation
et la percussion, que les voies respiratoires sont parfaitement perméables. La cause de cette fréquence des
mouvements respiratoires nous paraîtra plus nette, si
nous songeons que, sous l'influence de l'affaiblissement
de l'activité du ventricule gauche, il y a un obstacle à
la déplétion de l'oreillette gauche, des veines pulmonaires,
et par conséquent des artères pulmonaires. A la suite de
nouveaux obstacles qui viennent à se montrer, la rapidité
du cours du sang dans les ramifications de l'artère pulmonaire doit diminuer ; alors les conditions sont moins
favorables à l'échange des gaz dans les vésicules du poumon. De cette manière, tous les produits qui n'ont pas pu
être éliminés, par suite de l'insuffisance dans l'échange
des gaz, s'accumulent dans le sang ; ce sont des produits
d'une oxydation incomplète qui irritent aussi bien l'appareil nerveux périphérique de la respiration que l'appareil
central. Le résultat de cette irritation est un renforcement dans les contractions des muscles respirateurs. Ces
muscles qui ne se contractent pas communément dans la

respiration, comme par exemple les sterno-cléido-mastoï-
diens, les scalènes, etc., commencent à prendre part à
l'acte de l'inspiration.

D'après ce que nous venons de dire, il résulte que la
cause de l'accélération des mouvements respiratoires
dans les lésions compensatrices réside dans l'insuffisance
de la déplétion de l'artère pulmonaire.

En observant différents malades, chez lesquels la déplétion de l'artère pulmonaire se trouve plus ou moins
entravée, on remarque que quelques-uns d'entre eux qui
ne présentent, dans l'artère pulmonaire, que des obstacles relativement insignifiants au cours du sang, offrent
une accélération très-grande des mouvements respiratoires, et réciproquement, de sorte que la respiration ne
présente pas, dans sa fréquence, chez chaque sujet, une
proportion rigoureuse, relativement au degré de défec-
tuosité qu'offre la déplétion de l'artère pulmonaire. Nous
comprendrons la cause de cette différence, si nous nous
rappelons que les mouvements respiratoires sont des
mouvements réflexes qui sont produits par une excitation
des appareils sensitifs périphériques, et se propagent jusqu'au centre respiratoire, dans la moelle allongée, et de
là, au moyen des appareils centrifuges, aux muscles ins-
pirateurs. L'excitabilité de l'appareil respiratoire périphérique ou de l'appareil central qui se trouve plus ou
moins développée doit amener des variations diverses
dans la fréquence des mouvements respiratoires, qui est
augmentée par des troubles mécaniques apportés au
cours du sang et par les altérations chimiques consécutives de l'hématose. Il résulte évidemment de là, que le
même individu, qui offre les mêmes conditions méca-

niques apportées au cours du sang et les altérations chimiques consécutives de ce liquide, est affecté tantôt plus, tantôt moins de dyspnée, suivant les différents états que présente l'irritabilité de l'appareil respiratoire central et périphérique. C'est pour cela que l'on rencontre des malades atteints d'hypertrophie et de dilatation du ventricule gauche sans changement remarquable dans le diamètre du ventricule droit, qui se plaignent de dyspnée au moindre mouvement. Réciproquement, on trouve des sujets qui offrent les mêmes altérations du ventricule gauche, qui, de plus, ont une dilatation consécutive du ventricule droit, chez lesquels il existe des symptômes tout à fait manifestes d'une difficulté dans la déplétion de l'artère pulmonaire et qui, avec tout cela, se plaignent peu ou pas du tout de dyspnée. L'examen du malade peut amener une accélération des mouvements respiratoires, seulement elle est insignifiante ; les mouvements violents peuvent n'exercer aucune influence importante sur l'augmentation du nombre des mouvements respiratoires, tandis que les symptômes d'une entrave apportée à la circulation sanguine et de l'affaiblissement de l'activité du cœur peuvent se montrer très-manifestement dans d'autres organes.

Comme, à proprement parler, la dyspnée est un effet de l'irritation apportée à l'appareil respiratoire nerveux par une altération chimique du sang, et comme nous avons admis, chez les différents sujets, des variations considérables dans le degré d'excitabilité des appareils nerveux, on comprendra parfaitement les quelques variations que l'on observe dans l'intensité de ce symptôme.

Un seul et même trouble mécanique apporté à la cir-

culation sanguine peut être cause que l'appareil nerveux
respiratoire, étant habitué, jusqu'à un certain point, à
une excitation déterminée, montre que sa sensibilité à
l'excitant est complétement émoussée. Si, par exemple,
le malade contracte méthodiquement ses muscles, et que
chaque fois il développe, pour exciter les mouvements
respiratoires, la même somme de conditions, il peut
arriver, à la fin, que le nombre des mouvements respiratoires, lorsque cet exercice méthodique se trouve continué, puisse augmenter d'une façon très-insignifiante ;
la dyspnée, qui s'était produite autrefois à la suite de
mouvements relativement de peu d'étendue, ne se développe souvent déjà plus à la suite de mouvements plus
violents. Un sujet qui se trouve affecté de telle ou telle
maladie de cœur, et qui, par suite d'idées fausses en hygiène, persiste opiniâtrément à laisser ses muscles dans
l'inaction, sera atteint de dyspnée au moindre mouvement.
Réciproquement, un sujet qui présente des altérations
tout à fait analogues, mais qui n'aura pas soustrait son
appareil nerveux respiratoire à l'influence d'un certain
degré d'excitation, pourra supporter les mouvements
ordinaires, sans présenter de gêne considérable dans les
mouvements respiratoires, et ce n'est que dans les cas où
beaucoup de muscles se contractent que se montre cette
sensation dont souffrent, d'une façon presque permanente,
d'autres malades qui se conduisent d'une manière moins
convenable.

Toutes les influences qui augmentent ou qui diminuent
l'irritabilité du système nerveux favorisent l'accroissement ou la diminution de la dyspnée. On peut très-bien
se convaincre de l'étendue de l'influence qu'exerce l'appa-

reil nerveux central sur la production du nombre plus ou moins grand de mouvements respiratoires, dans les cas d'affections cardiaques où les lésions compensatrices se trouvent compliquées d'une attaque d'apoplexie, survenue à la suite d'une thrombose ou d'une embolie. On sait que l'état des mouvements respiratoires varie pendant une attaque d'apoplexie ; tantôt ils augmentent de fréquence, tantôt ils sont considérablement ralentis. J'ai eu l'occasion d'observer un individu qui présentait une forme de lésions compensatrices, survenues dans une maladie de cœur, avec une accélération considérable des mouvements respiratoires. Quelques heures après mon examen, le malade fut frappé d'apoplexie, très-probablement à la suite d'une thrombose d'une des artères cérébrales. En examinant ce sujet peu de temps après son attaque, quatre heures après mon premier examen, je ne trouvai rien de changé dans l'activité du cœur ; même accélération, même inégalité dans chaque contraction, même disproportion entre le nombre de pulsations et des contractions du ventricule gauche dont le nombre dépassait de 15 à 20 par minute celui des pulsations que l'on pouvait percevoir. Le nombre des inspirations qui, auparavant, était à peu près de 20 par minute tomba pendant l'attaque à 13 et même à 8, et ne recommença à augmenter qu'à mesure que les fonctions cérébrales se rétablissaient ; ce qui se manifeste par le retour graduel du sentiment. J'ai observé dans un autre cas, dans le cours d'une maladie chronique du cœur, une augmentation considérable de la dyspnée, qui s'était développée sous l'influence d'une blessure de la tête, accompagnée d'une perte de connaissance de peu de durée.

Pour ce qui regarde la participation de l'appareil nerveux périphérique de la respiration aux changements que présentent les mouvements respiratoires, on voit que ce qui milite en sa faveur, c'est l'accélération de la respiration, dans l'inspiration de l'air froid, ce que l'on peut expliquer avec une grande vraisemblance par une irritation de l'appareil respiratoire périphérique. C'est ainsi qu'agissent en partie divers produits gazeux et volatils mélangés à l'air : le chlore, l'acide acétique, l'ammoniaque, etc.

La dyspnée peut n'être qu'un phénomène objectif ; ou, quand la connaissance est parfaite, elle est un symptôme objectif et subjectif. Comme ce symptôme dépend principalement d'une insuffisance dans la déplétion de l'artère pulmonaire, il subit des variations, suivant le degré d'irritation de l'appareil nerveux respiratoire, et constitue en même temps une des conditions nécessaires à la compensation dans l'échange des gaz qui se trouve entravé.

L'affaiblissement de l'action du cœur, dont la conséquence paraît être l'obstacle à la déplétion des cavités cardiaques, conduit surtout à la dilatation du ventricule droit. Cette dilatation est très-vraisemblablement une des causes les plus importantes de l'altération des fonctions du cœur que l'on observe généralement au début des lésions compensatrices. Le rhythme des contractions cardiaques est habituellement plus fréquent, l'excitabilité du cœur augmente encore, l'influence régulatrice du nerf pneumogastrique sur cet organe semble encore diminuer.

CHANGEMENTS OBSERVÉS DANS LE POULS. — A mesure que l'affaiblissement du cœur prend de plus grandes proportions, le pouls, dont la fréquence augmente continuellement, devient de plus en plus faible, en même temps qu'il devient plus facile à déprimer avec le doigt. De plus, chaque pulsation perd, surtout quand le ventricule gauche est dilaté, sa régularité : après cinq, six pulsations uniformes, s'en montre une qui est bien plus petite, qui exerce sur la paroi artérielle une pression bien plus faible, de sorte que quand on examine, sans y faire attention, en pressant un peu fort avec le doigt, elle peut échapper même à l'observateur. Ces faibles pulsations peuvent disparaître même quand on examine les artères avec la plus grande attention. Les pulsations faibles apparaissent habituellement plus tôt que cela ne devrait être le cas dans un certain rhythme du cœur, de sorte que cinq ou six pulsations ou plus, parfaitement égales pour le rhythme et la force, sont suivies d'une ou deux faibles pulsations, présentant un rhythme plus fréquent que les grandes pulsations qui les précédaient. En auscultant le cœur au moyen du stéthoscope, on observe, dans ce cas, les choses suivantes : quelques contractions du cœur, ayant un rhythme très-régulier, sont suivies de deux ou trois contractions qui se succèdent rapidement et qui sont bien plus faibles que les précédentes. Quelquefois ces contractions du cœur qui sont fréquentes et ces pulsations qui sont à peine perceptibles, sont si faibles que ce n'est que par l'auscultation et non pas par la perception du choc, qui manque alors, qu'on peut les apprécier. En auscultant le cœur, dans ces conditions, on peut, quelquefois, en comparant les contractions avec le nombre des pulsations que l'on peut percevoir, obtenir deux fois autant de contractions cardiaques. Si l'on compte le pouls, en même temps, aux deux artères radiales, on peut trouver une différence dans le nombre des pulsations des deux côtés.

J'ai rencontré ce phénomène quand il existait une induration très-développée des artères, et quand ce processus s'étendait inégalement aux deux artères. Quand l'artère est plus élastique, on perçoit le pouls, bien que la contraction du cœur soit relativement plus faible. Ces faibles contractions cardiaques qui se montrent avant le rhythme donné, se traduisent, comme cela a été dit, ou par des pulsations, petites, faibles, ou correspondent à la disparition du pouls. Ce symptôme est connu sous le nom de *pouls intermittent*. On peut désigner ces faibles contractions, faux pas des auteurs, sous le nom de fausses contractions. On les rencontre, comme cela a été mentionné plus haut, de préférence dans la dilatation du ventricule gauche avec hypertrophie de ses parois. Elles se montrent quelquefois, pendant plusieurs années, avant que les lésions compensatrices se soient développées complétement. Ce symptôme devient alors plus prononcé, plus fréquent et plus persistant, la force du cœur diminue et les phénomènes qui indiquent des lésions compensatrices augmentent dans les autres organes. Quand les fausses contractions du cœur sont rares, et si le malade a un appareil nerveux sensible, il les ressent assez souvent sous forme d'un serrement de cœur momentané. Ces sensations peuvent se montrer, aussi bien que les fausses contractions, dans un cœur tout à fait sain; cependant, ainsi qu'on l'a dit, on les rencontre très-souvent dans l'hypertrophie avec dilatation du ventricule gauche. Dans le cours de la maladie, ces sensations sont toujours plus fréquentes, et quelquefois elles sont très-pénibles pour le malade. Quelquefois les malades s'habituent aux fausses contractions, à mesure qu'elles deviennent plus fréquentes.

à un tel point, qu'ils cessent d'y faire attention et que souvent ils ne s'en plaignent plus, bien qu'il y en ait une vingtaine par minute. Pour poser une base à ce fait, que les fausses contractions deviennent plus fréquentes en même temps que s'accroissent les différents symptômes qui indiquent un affaiblissement dans l'activité du cœur et qu'elles redeviennent plus rares, quand la compensation se trouve rétablie, et même qu'elles disparaissent pour un temps plus ou moins long, on doit admettre que ces contractions présentent un symptôme de l'affaiblissement du tissu musculaire du cœur. Toutes les causes qui augmentent l'excitabilité du cœur, comme, par exemple, l'usage du café, du vin, de la digitale à petite dose, un mouvement insignifiant, des excitations psychiques, diminuent le nombre des fausses contractions et font que ce nombre égale celui des pulsations. Il est important de connaître ce fait pour ne pas commettre d'erreur, en observant un sujet affecté d'une maladie de cœur, et quand il s'agit de juger quelques symptômes. C'est ainsi, par exemple, que, dans les cas où le nombre des contractions du cœur n'est pas en proportion avec celui des pulsations, l'usage de la digitale amène une augmentation dans le nombre de ces pulsations. On pourrait expliquer ce fait par une augmentation de la fréquence des contractions cardiaques, tandis que réellement le nombre de ces contractions a diminué, bien que celui des pulsations ait augmenté, seulement par suite de la disparition des fausses contractions. Bien que ces contractions se rencontrent souvent dans les altérations que présente le ventricule gauche, elles ne constituent cependant pas un phénomène nécessaire. Il y a en effet des cas d'hypertrophie avec dilatation du ventricule gauche où l'activité du cœur semble considérablement affaiblie, et malgré cela on n'observe pas de fausses contractions. Quand elles sont très-prononcées, elles peuvent servir de signe diagnostique à l'hypertrophie avec dilatation du ventricule gauche.

L'accélération des contractions du cœur compense souvent pendant longtemps leur faiblesse, quand l'atrophie du tissu musculaire de l'organe est peu avancée, et éloigne pour quelque temps la production d'une dilatation du ventricule droit. Mais même quand cette excitabilité du cœur est augmentée, nous nous trouvons, ainsi que nous l'avons dit, en présence de conditions qui amènent une fatigue plus prompte de l'organe et une atrophie plus rapide du tissu musculaire. Le muscle fatigué se distend et la cavité cardiaque se dilate sous l'influence de l'atrophie qui est venue s'y ajouter.

Modifications survenues dans les organes respiratoires. — Dans quelques cas, le muscle du ventricule droit résiste si longtemps à l'accroissement des obstacles qui s'opposent au mouvement du sang, que bientôt, déjà, il peut se montrer d'autres causes compensatrices. Les longues ramifications de l'artère pulmonaire qui se trouvent soumises à l'influence de la pression du sang, qui est aussi accrue, perdent leur élasticité; elles se distendent et forment par places des nodosités variqueuses. Comme les veines bronchiques s'anostomosent avec l'artère pulmonaire, lorsque la déplétion de cette artère se trouve entravée, le sang s'écoule plus difficilement des vaisseaux bronchiques. Le sang qui afflue en plus grande quantité dans les capillaires de l'artère pulmonaire les prédispose à des ruptures, ce qui peut conduire au développement de l'induration brune des poumons. Cette induration consiste en ce que l'air se trouve chassé hors des vésicules pulmonaires par une prolifération de l'épithélium de leurs parois ; cet épithélium est coloré par du pigment sanguin qui présente diverses modifications, une fois qu'il est sorti des vaisseaux. Lorsque, sous l'influence de cette même augmentation de pression, cet état s'accompagne d'une transsudation des éléments liquides du sang, il se produit ce que l'on appelle l'œdème brun. Les ruptures de branches assez grosses de l'artère pulmonaire donnent lieu, dans le parenchyme du poumon, à des infarctus de différent volume, dont la terminaison varie. La rupture des ramifications de l'artère pulmonaire ne s'accompagne pas toujours de crachats sanguinolents, et échappe souvent, pendant la vie, à l'observation la plus attentive, surtout quand l'infarctus se trouve au milieu du poumon et quand cette partie de l'organe qui est devenue plus compacte se trouve recouverte par une couche considérable de tissu pulmonaire, perméable à l'air. La chose se passe autrement quand l'infarctus s'est produit dans le voisinage de la plèvre. L'apparition rapide des symptômes d'une condensation du tissu pulmonaire, dans un espace plus ou moins limité, et les phénomènes d'une pleurite qui quelquefois accompagne cet état, permettent, dans ces cas, de poser, pendant la vie, le diagnostic d'un infarctus hémorrhagique. Quand il se produit des ruptures des rameaux de l'artère pulmonaire, le sang, ainsi que cela a été indiqué, n'est pas toujours rejeté. Il en est autrement, quand il y a une rupture d'un des vaisseaux bronchiques, dont les parois sont distendues sous l'influence d'une augmentation de pression du sang et présentent une tendance aux ruptures. Du reste, le sang extravasé est habituellement rejeté au dehors, ce qui constitue des crachats sanguinolents plus ou moins abondants ; toutefois, ni l'auscultation ni la percussion ne peuvent faire découvrir les symptômes d'une absence de l'air dans les vésicules pulmonaires. L'idiosyncrasie du malade, la facilité plus ou moins grande de telle ou telle autre partie vasculaire à se laisser distendre, font que les ruptures apparaissent plus ou moins souvent, tantôt dans les vaisseaux bronchiques, tantôt dans les ramifications de l'artère pulmonaire. Ces ruptures ne se produisent cependant pas chez chaque sujet affecté d'une maladie de cœur. Dans quelques cas d'hémorrhagies bronchiques et d'infarctus pulmonaire, la cause anatomique de ces ruptures réside dans les parois des vaisseaux perforants qui, sous l'influence d'une affluence plus grande du sang, s'indurent de telle sorte que leur élasticité diminue considérablement. Dans d'autres cas, ces ruptures ne peuvent trouver leur explication que dans une prédisposition particulière à leur production, dans une friabilité congénitale des vaisseaux qui ne peuvent pas résister à l'augmentation de la pression. Nous avons déjà parlé, plus haut, de l'insuffisance acquise de l'élasticité, par suite de laquelle les sujets qui en sont atteints sont prédisposés à des écoulements sanguins par différents vaisseaux.

L'obstacle apporté à l'écoulement du sang veineux hors de la muqueuse des bronches la prédispose beaucoup à un processus catarrhal qui devient très-opiniâtre, par suite des conditions de ce genre que présente la circulation, et se trouve être ainsi une des causes les plus importantes à l'augmentation des troubles de compensation. Le ventricule droit, en se distendant et en commençant à se contracter plus souvent, ne peut cependant pas surmonter les obstacles au mouvement du sang. La déplétion est incomplète et la première conséquence qui en résulte est une augmentation de l'obstacle qui s'oppose à la déplétion de l'oreillette droite, dans laquelle vient affluer le sang de tout le corps. Le système veineux général peut plus difficilement se vider, et les organes qui renferment beaucoup de sang et qui peuvent facilement se distendre, augmentent de volume sous l'influence de la difficulté qu'éprouve le sang veineux à refluer.

Altérations du foie. — Less ymptômes d'un obstacle à l'écoulement du sang dans le ventricule droit se manifestent bientôt et très-rapidement dans le foie. Cet organe possède une capsule très-extensible, et comme son tissu ne présente aucune condition qui favorise ce mouvement du sang dans les veines, il augmente très-rapidement de volume dès qu'apparaissent les premiers symptômes d'un affaiblissement de l'activité du ventricule droit et il devient sensible. Chez beaucoup de personnes, l'augmentation de volume de cet organe est considérable, de sorte qu'il forme un réservoir compensateur au sang veineux qui engorge tout le système veineux. Cependant cette accumulation du sang dans le foie ne se produit pas partout avec la même facilité. Dans quelques cas, le tissu de cet organe est moins souple, et c'est alors que se manifeste d'une façon très-prononcée l'influence de la stase sanguine dans d'autres organes, tels que les reins, la muqueuse gastro-intestinale, le tissu connectif sous-cutané, et enfin dans la cavité addominale et la cavité crânienne. L'idiosyncrasie du sujet joue ici un rôle très-important. Dans la plupart des cas, cependant, on peut ranger dans l'ordre suivant les organes dans lesquels se manifestent les symptômes de la stase sanguine (excepté la petite circulation) : foie, muqueuse du canal gastro-intestinal, reins, tissu connectif sous-cutané des extrémités inférieures, cavité abdominale, scrotum, tissu connectif sous-cutané des autres parties du corps, cavité crânienne et, enfin, cavité pleurale et cavité péricardique. Nous jugerons de l'existence de la stase veineuse dans les différents organes, d'après les divers symptômes cliniques qui trouvent leur expression ou dans une augmentation de volume, comme, par exemple, le foie, la rate, — ou dans un trouble fonctionnel de l'organe, comme, par exemple, dans la stase veineuse des reins, dans le tube gastro-intestinal, — ou dans le passage des éléments liquides du sang à travers les parois vasculaires dans le tissu cellulaire environnant, ou dans les cavités (œdème du tissu connectif sous-cutané, ascite, œdème des poumons, hydrothorax, hydropéricarde). Enfin nous observons directement la dilatation des veines, comme, par exemple, les veines hémorrhoïdales, les veines cutanées; la dilatation de ces dernières veines produit une coloration bleuâtre de la face, des lèvres, etc. Ce n'est pas l'observation de l'augmentation de la pression sur les parois veineuses qui nous guide dans la détermination clinique d'une stase veineuse, mais nous sommes obligés, pour la juger, de prendre en considération les différents états consécutifs de cette augmentation de pression. On comprend donc facilement que la détermination clinique de l'ordre dans lequel cette stase apparaît dans les différents organes, ne peut avoir qu'une importance relative. Par exemple, l'œdème qui se développe sous l'influence de l'augmentation de la pression du sang sur les parois veineuses, peut se montrer, tantôt plus tôt, tantôt plus tard, tantôt à un haut degré, tantôt à un faible degré, bien que la pression soit la même. Cette différence est produite par diverses autres circonstances accessoires, comme, par exemple, la plus ou moins grande quantité d'eau que renferme le sang, par l'aptitude plus ou moins grande que possèdent les parois des reins et des vaisseaux capillaires à se laisser traverser par les éléments liquides du sang; — par la pression plus ou moins forte des tissus voisins sur les parois des vaisseaux sanguins; — par l'extensibilité plus ou moins grande des parois vasculaires, etc. Il résulte évidemment de là que l'ordre que nous avons établi pour l'apparition de l'augmentation de la pression veineuse dans l'organisme, ne doit pas être rapporté à l'augmentation directe de la pression veineuse sur les parois vasculaires, mais aux différents symptômes cliniques de cette pression.

On observe des cas où le foie présente une extensibilité particulière en présence de l'augmentation de la pression veineuse, lorsque, au début de l'affaiblissement de l'activité du ventricule, avant même que se soient montrés des changements dans le diamètre du ventricule droit, le foie semble déjà augmenté de volume. Il est important de connaître cette circonstance, en ce sens que, quelquefois, la détermination de l'état du foie résout la question encore douteuse de l'état de l'activité du cœur. L'augmentation du volume du foie, dans la stase veineuse, atteint quelquefois des dimensions très-considérables ; la saillie de cet organe au-dessous des fausses côtes, le long de la ligne mamillaire, et qui atteint la largeur d'une main et plus, ne constitue pas un phénomène extraordinaire ; de plus, cet organe est toujours sensible à la palpation. La percussion de la région du foie n'est douloureuse que dans les endroits qui ne sont pas recouverts par le squelette. Ce n'est que dans des cas rares, et surtout quand le développement de la stase sanguine dans le foie est très-rapide (comme dans la pneumonie), que la sensibilité de cet organe devient si grande, que la percussion des parties recouvertes par le squelette est insupportable pour les malades. Plus la stase veineuse se développe lentement, plus est insignifiante la sensibilité de cet organe à la percussion et à la palpation. Si la stase a duré longtemps, le foie, une fois que les causes de cette stase ont été éliminées, ne reprend cependant plus ses dimensions primitives, bien qu'il se soit vidé de la quantité de sang qu'il contenait et qui avait augmenté ; l'organe reste toujours plus gros et un peu douloureux ; ses veines apparaissent comme dilatées (foie muscade). Les cellules hépatiques qui, placées sous l'influence d'une augmentation de pression du côté des veines, se trouvent longtemps dans des conditions défavorables à leur nutrition, s'atrophient peu à peu et finissent par disparaître. A mesure qu'elles sont détruites, le tissu connectif du foie prolifère ; et c'est sous l'influence de l'atrophie des cellules hépatiques qui se montre après une stase veineuse de longue durée, que se développe la forme du foie granulé avec diminution du diamètre de cet organe.

Altérations de la rate. — Comme les veines de la rate se vident dans le système de la veine porte, et comme ce système ne se vide que d'une façon insuffisante, puisque la déplétion du sang veineux hors du foie se trouve empêchée, on doit s'attendre à trouver une stase dans la rate, après que se sont produits les phénomènes de la stase sanguine dans le foie. Cet organe, comme on le sait, est extrêmement extensible, et quand le sang veineux a de la difficulté à s'écouler de son intérieur, il peut atteindre des dimensions considérables, ce qui a aussi lieu dans la plupart des cas où la veine porte se vide difficilement, à la suite d'un obstacle qui existe dans les ramifications de cette veine, à l'intérieur du foie, ou dans le tronc lui-même, avant son entrée dans cet organe. Malgré cela, la rate ne présente, pendant l'existence des lésions compensatrices de la circulation générale, quand le sang veineux se trouve accumulé dans les différents organes, en même temps que dans le foie, aucune altération appréciable. L'augmentation du volume de la rate dans ces cas est un fait clinique rare, et quand on l'observe, on peut l'expliquer par une circonstance accessoire quelconque : par exemple, par une embolie, ou parce que l'affection du cœur s'est développée chez un sujet qui avait eu une fièvre intermittente, etc. Dans les autopsies que j'ai pratiquées, je n'ai vu qu'une seule fois une augmentation du volume de la rate, à la suite d'une distension de cet organe par du sang veineux. Elle s'était développée à la suite d'un obstacle à l'écoulement du sang veineux hors du foie, peu de temps après l'apparition des lésions compensatrices, dans une insuffisance des valvules aortiques et

mitrales. Cet individu mourut subitement d'une attaque
d'apoplexie, qui s'était produite à la suite d'un ramollissement de la base du cerveau (très-probablement sous
l'influence d'une thrombose). Il est très-possible que
l'augmentation du volume de la rate se soit produite
dans les derniers instants de la vie, pendant l'apoplexie,
puisqu'on ne l'avait pas perçue antérieurement chez le
malade. Toutes les autres autopsies que j'ai vues, d'individus morts de telle ou telle affection du cœur, ne m'ont
pas présenté, une seule fois, d'augmentation de volume
de la rate, produite sous l'influence directe d'une lésion
dans la compensation du cours du sang. Comme dans les
lésions compensatrices qui se montrent dans les maladies
du cœur, je n'ai observé, ni pendant la vie, ni après la
mort, aucune altération de la rate produite par une stase,
je suis arrivé à cette opinion que, dans l'organisme, il
existe des conditions qui s'opposent à la distension mécanique de cet organe par le sang. En considérant combien la rate est riche en tissu musculaire, j'ai été per-
suadé que c'était dans ce tissu qu'il fallait chercher la
cause de l'obstacle à l'afflux du sang veineux dans l'organe. Pendant l'épidémie de fièvre récurrente, il s'est
présenté des faits qui ont donné un point d'appui à l'explication de ce phénomène. On sait que, dans la fièvre
récurrente, la rate augmente considérablement de volume.
Dans deux cas de cette affection, j'ai observé le développement d'une pneumonie croupale très-étendue, qui
avait compliqué la fièvre récurrente, à la fin du premier
accès. Je fus frappé de la diminution du volume de l'organe, immédiatement après le développement de la
pneumonie. A l'autopsie, on ne remarqua pas dans la

rate, qui présentait toutes les altérations caractéristiques qu'elle subit dans la fièvre récurrente, l'augmentation habituelle de volume qu'elle offre dans cette maladie, mais la capsule apparut considérablement ratatinée. Dans le même temps que se faisaient ces observations, parut le travail du docteur Sabinsky, qui avait été fait dans le laboratoire du professeur Setschenow. Ce travail montrait qu'il se développait, dans le sang des animaux étranglés, une substance qui agissait en irritant les veines spléniques. Sous son influence, le tissu musculaire de la rate se contracte à un tel point, que la plus grande partie du sang se trouve refoulée hors de l'organe qui, à la coupe, apparaît complétement sec. On trouve alors le foie présentant un engorgement considérable, produit par le sang veineux; de plus, il est augmenté de volume. On peut conclure de ces expériences que, quand le sang n'est pas suffisamment oxydé, il se produit un corps chimique qui agit sur les nerfs du tissu musculaire de la rate, en les irritant. On sait que quelques états pathologiques, qui appartiennent aux maladies infectieuses, exercent sur le tissu musculaire de la rate une action tout à fait opposée, c'est-à-dire qu'ils le paralysent; alors les dimensions de cet organe s'accroissent très-rapidement, cet organe se trouve gorgé de sang. Dans la fièvre récurrente, l'augmentation du volume de la rate se trouve en partie produite par une réplétion passive analogue de l'organe par le sang. La pneumonie qui rendait plus difficile l'échange des gaz, pouvait faire naître une condition importante, favorisant le développement qui a lieu dans l'organisme, de produits d'une oxydation insuffisante, de la substance qui stimule la contractilité de la rate. On peut supposer avec une très-grande probabilité que le développement de cette substance a été la cause de la diminution du diamètre de l'organe splénique, dans le cas de fièvre récurrente compliquée de pneumonie. Nous allons maintenant nous rappeler les relations de la circulation pulmonaire qui se montrent chez un sujet, au début de l'affaiblissement de l'activité du cœur. L'artère pulmonaire est gorgée de sang, les veines du corps se vident d'une façon insuffisante ; quand la respiration est accélérée, le malade absorbe une quantité insuffisante d'oxygène ; l'oxydabilité diminue dans l'organisme ; en même temps que l'urine se trouvent excrétés une plus grande quantité de produits, résultat d'un moindre degré d'oxydation, comme, par exemple, l'acide urique. Sous ce rapport, on pourra consentir à supposer, dans le sang, la formation d'un produit analogue à la substance qui prend naissance pendant la strangulation ; et cela d'autant plus que cette hypothèse permet d'expliquer ce fait, que la rate n'augmente pas de volume dans les lésions compensatrices de la circulation. Ce dernier fait contredit d'une manière si décisive les conditions mécaniques de la circulation, que beaucoup de cliniciens le contestent, et parlent dans leurs traités de l'augmentation nécessaire du diamètre de la rate tant qu'existent les lésions compensatrices dans les maladies du cœur. Je regarde comme un devoir de répéter encore une fois que, si j'ai observé des cas d'augmentation du volume de la rate, pendant la vie, chez des sujets atteints de maladies du cœur, ces cas étaient l'exception, et que l'on pouvait trouver leur explication dans des conditions accessoires quelconques.

ALTÉRATIONS DU CANAL GASTRO-INTESTINAL. — Jusqu'à présent on peut regarder comme admis que le foie est l'un des premiers organes dans lequel se constate cliniquement et anatomiquement la stase veineuse. Cette stase veineuse suit, très-probablement, celle qui se montre dans la rate ; toutefois ses symptômes sont un peu obscurs pendant la vie et dépendent de conditions accidentelles qui lui sont étrangères. Chez quelques malades, l'appétit diminue, ainsi que la faculté de digérer ; le mouvement du canal intestinal est rendu plus difficile ; il se développe une tendance à la constipation. Tout cela constitue une prédisposition au développement d'un catarrhe gastro-intestinal, déterminé sous l'influence de causes insignifiantes. Chez quelques malades, les vaisseaux hémorrhoïdaux se dilatent et les ruptures qui s'y produisent, de temps en temps, contribuent beaucoup à conserver l'équilibre de la circulation sanguine.

SYMPTÔMES D'HYDROPISIE. — Quelquefois, la cavité du ventricule droit se trouve déjà dilatée, sous l'influence d'un affaiblissement commençant de l'activité du cœur ; le foie est augmenté de volume ; on aperçoit une tendance au catarrhe des bronches et du canal gastro-intestinal, — le malade reste longtemps dans cet état, sans qu'il s'établisse d'autres symptômes qui indiquent un affaiblissement de la circulation sanguine. Cependant, au milieu de ces nouvelles conditions, la nutrition du malade se détériore. Sous l'influence de cette mauvaise digestion, le sang devient plus fluide, les parois des vaisseaux capillaires se laissent plus facilement traverser par les éléments liquides du sang, et, comme état consécutif, apparaît un *œdème des pieds*. Au début, cet œdème est insi-gnifiant, il ne se montre que le soir après une marche forcée, et il disparaît vers le matin, quand le malade reste couché. Plus tard cependant, il augmente de plus en plus, mais il ne disparaît plus et occupe une plus grande étendue ; plus tard enfin, le liquide s'accumule dans la cavité abdominale, et il se produit un œdème des bourses. Comme l'hydropisie abdominale comprime les organes contenus dans le ventre, il se forme un obstacle considérable à la contraction du diaphragme. Il en résulte que les inspirations sont superficielles et plus fréquentes, les conditions qui s'opposent à la déplétion de l'artère pulmonaire deviennent plus mauvaises encore ; la dyspnée atteint le plus haut degré. A mesure que l'œdème se dé-veloppe, l'urine diminue peu à peu de quantité ; ce liquide devient plus épais et il y apparaît des sédiments plus abon-dants d'urates. Quand l'ascite se produit, la quantité d'urine diminue encore d'une façon plus considérable, et n'atteint quelquefois que le volume de cent centi-mètres cubes en vingt-quatre heures. Cette rétention de liquides dans le corps augmente encore davantage la masse du sang, et par conséquent aussi les obstacles à l'activité du cœur. L'œdème pulmonaire précipite de son côté le moment de l'asphyxie définitive, et le malade finit par mourir sous l'influence d'une insuffisance dans l'ac-tivité du cœur, dans l'échange des gaz dans les poumons, et dans la quantité de sang artériel qui arrive aux centres nerveux. Nous avons présenté le cas d'un développement lent de l'ascite dans les différentes parties du corps, déve-loppé à la suite d'une insuffisance dans l'activité du cœur, avec dépérissement graduel consécutif de la nutrition et fluidité du sang. Cette forme se rencontre, le plus souvent, chez les personnes âgées, en même temps qu'une induration des artères avec ou sans insuffisance valvulaire. Dans ces cas, les lésions compensatrices font des progrès si lents, qu'il peut se passer des mois et même des années après la première apparition de l'œdème des extrémités inférieures. L'hydropisie ne se développe pas toujours aussi lentement. Lorsque l'activité du cœur diminue considérablement et rapidement de force (directement ou indirectement, quand les obstacles au cours du sang ont augmenté), chez les jeunes sujets placés dans de bonnes conditions de nutrition, en même temps que se produit une stase veineuse dans les poumons, le foie, le canal intestinal, il s'en produit également dans les reins. La pression artérielle qui a une grande influence sur la quantité d'urine excrétée, diminue quand l'activité du cœur s'affaiblit. En même temps la quantité d'urine baisse rapidement; le poids du corps du malade augmente tous les jours, la masse de sang s'accroît aux frais de la rétention de l'urine; il se développe une hydrémie aiguë qui, lorsque le système veineux éprouve de la difficulté à se vider, se présente sous la forme d'un œdème des extrémités inférieures, d'une ascite, etc.

ALTÉRATIONS DE L'URINE ET DES REINS. — Quand l'hydropisie se développe rapidement, la diminution de l'excrétion urinaire qui a lieu sous l'influence d'un abaissement de la pression artérielle joue un rôle très-important. La quantité et la qualité de l'urine changent, dans ces cas, d'une manière très-prononcée. La quantité de ce liquide diminuant peu à peu, il devient graduellement plus

foncé; son poids spécifique augmente considérablement,
il apparaît des sédiments colorés, abondants, d'urates;
la quantité d'acide urique augmente, et quand les veines
rénales ont plus de difficulté à se vider, il apparaît à la
fin dans l'urine une quantité plus ou moins considérable
d'albumine et de cylindres fibrineux, provenant des canalicules rénaux. Quelquefois, en même temps que se
fait cette transsudation d'albumine et de fibrine, produite
par l'hyperémie veineuse des reins, il se détache une
quantité plus ou moins considérable d'épithélium des
canalicules rénaux et on trouve de plus, dans l'urine, au
microscope, quelques globules rouges sanguins; à la
suite d'une rupture vasculaire, déterminée par une augmentation de la pression sanguine. La quantité de sang
qui, dans ces cas, sort des reins est tellement insignifiante
qu'on ne peut pas du tout la reconnaître à l'œil nu. La
stase veineuse qui, dans les reins, a une durée assez
longue, conduit, ainsi que dans le foie, à une atrophie des
éléments celluleux du tissu rénal. Elle détermine à la
suite de leur dégénérescence graisseuse une atrophie
des corpuscules de Malpighi, avec prolifération consécutive du tissu connectif, avec épaississement de la mem-
brane propre des canalicules rénaux. La substance corticale de l'organe qui a auparavant augmenté de volume,
à la suite de cette stase veineuse, s'atrophie peu à peu.

L'accroissement de la quantité des urates, la diminution de la quantité de l'urine, l'augmentation du poids
spécifique de ce liquide, ainsi que les phénomènes d'une
stase veineuse dans d'autres organes, constituent les
données diagnostiques les plus importantes, indiquant
une hyperémie des veines rénales qui peut expliquer l'al-

buminurie, ainsi que l'apparition de cylindres fibrineux et de cellules épithéliales dans l'urine. La détermination et l'observation de la marche ultérieure que présentent les altérations de l'urine, dans sa quantité et dans sa qualité, constituent une des tâches les plus importantes dans le traitement des maladies du cœur ; car les modifications survenues dans l'excrétion de ce liquide se trouvent en connexion intime avec les changements présentés par la pression artérielle latérale moyenne.

Symptômes de la stase veineuse dans la cavité crânienne. — Les stases veineuses qui se produisent dans la cavité crânienne conduisent aux mêmes altérations anatomiques consécutives, qu'elles déterminent dans toute autre cavité, et d'abord à l'œdème du cerveau et de ses enveloppes qui s'altèrent avec le temps et s'épaississent sous l'influence d'un processus inflammatoire chronique. Ces altérations du contenu de la cavité crânienne se manifestent par les symptômes d'une pression hyperémique et par une irritation chronique du cerveau : céphalalgie, vertiges, bourdonnements d'oreilles, obscurcissement de la vue, lypothymies ; exceptionnellement, par des troubles psychiques, des crampes, etc.

Symptômes d'une diminution dans l'activité du cœur, chez le malade examiné. Symptômes de lésions compensatrices et cause de ces lésions dans le cas actuel. — En examinant le malade, nous avons trouvé que les ventricules du cœur étaient non-seulement dilatés, mais encore distendus. Le choc du cœur était faible, relativement au volume de cet organe. Chaque pulsation était petite et faible. Les contractions cardiaques augmentaient considérablement de fréquence, au moindre mouvement. On ne percevait pas, dans les petites artères, le bruit que l'on entend habituellement dans l'insuffisance des valvules de l'aorte. Tous ces faits peuvent servir de signes directs et déterminés, d'un affaiblissement de l'activité du cœur. Il est manifeste que la force de l'organe ne suffit pas pour surmonter les obstacles que la circulation sanguine rencontre dans l'organisme. L'accélération de la respiration (25 par minute), le peu de profondeur des mouvements respiratoires, la sensation de la dyspnée, l'accentuation du second bruit dans l'artère pulmonaire indiquent, avec la plus grande probabilité, qu'il existe un obstacle à la déplétion de cette artère qui doit être produite par un affaiblissement du tissu musculaire du cœur.

Dans le cas actuel cependant, on peut chercher dans un autre processus la cause de la dyspnée et de l'obstacle qui a été supposé apporté à la déplétion de l'artère pulmonaire. En examinant le malade, nous avons trouvé que la moitié droite de la poitrine se dilatait beaucoup moins à l'inspiration que la moitié gauche ; en même temps, la matité absolue de la région du foie ne changeait pas, vers le haut, dans les inspirations profondes. Le son à la percussion était plus mat de haut en bas, en arrière de la moitié droite du thorax que du côté gauche. Cette matité augmentait peu à peu quand on se dirigeait vers le bas. La vibration paraissait affaiblie du côté droit dans les endroits où le son était mat ; à droite et dans les mêmes endroits, le murmure respiratoire était plus faible. Les faits que nous venons de citer militaient, avec la plus grande vraisemblance, en faveur de ce fait, qu'il y avait dans la cavité pleurale droite, en arrière, quelque chose d'étranger qui éloignait le tissu pulmonaire de la cage thoracique.

Si nous mettons en ligne de compte les douleurs poignantes aiguës que le malade ressentait quelques mois auparavant, et qui s'étaient montrées en même temps qu'une forte toux et une dyspnée considérable, nous devons supposer, avec une grande probabilité, qu'il reste dans la cavité pleurale droite et en arrière un reste d'exsudat pleurétique qui explique la mobilité moindre de la moitié droite du thorax, ainsi que la matité du son à la percussion et l'affaiblissement du murmure respiratoire. La diminution de la respiration à la surface du poumon, à la suite d'une certaine pression qu'exerce sur elle un exsudat pleurétique, pouvait ne pas être sans influence sur l'accélération des mouvements respiratoires. La pleurite devait de plus augmenter la difficulté qu'éprouvait l'artère pulmonaire à se vider en partie par la pression directe qu'elle exerçait sur le tissu pulmonaire, mais plus encore parce qu'elle était cause que les inspirations étaient incomplètes, ce qui joue un si grand rôle dans le mouvement du sang dans l'artère pulmonaire.

Les anamnestiques démontrent que la dyspnée si considérable dont souffrait le malade, fut établie après la pleurite aiguë. Cependant, en observant d'autres malades qui ne présentent point d'affection du cœur, qui ont un exsudat pleurétique aussi considérable et même plus grand, nous pouvons nous convaincre plusieurs fois que, quand les symptômes aigus de la pleurite sont passés, un exsudat pleurétique de la même étendue, qui ne cause aucune douleur, ne détermine pas dans la plupart des cas une dyspnée aussi considérable que celle que nous avons devant les yeux. C'est pour cela que, chez notre patient, il faut attribuer l'accélération de la respiration et la dyspnée, en partie à l'exsudat pleurétique, mais surtout à la diminution de la force du cœur. Ces deux conditions, qui rendent plus difficile le cours du sang dans l'artère pulmonaire, doivent conduire inévitablement à une accumulation progressive, dans l'organisme, des produits d'une oxydation incomplète, par conséquent d'un stimulant des mouvements respiratoires.

Il est manifeste que, chez notre malade, la pleurite a joué un rôle considérable dans la diminution de la force du cœur. Bien que le malade ait remarqué que cette dyspnée se produisait dans les mouvements forcés, six mois avant l'existence de la pleurite, elle devint cependant constante après cette affection. L'affaiblissement de l'activité du cœur a commencé fort tôt déjà, le travail de l'organe ne suffisait que dans les rapports les plus ordinaires du cours du sang ; mais dès que le malade dut faire un mouvement forcé, inaccoutumé, courir, il éprouva pour la première fois de la dyspnée. Les symptômes de l'exsudat pleurétique, la douleur, la difficulté de l'inspiration, forment de nouveaux obstacles au cours du sang dans l'artère pulmonaire. La force du ventricule droit qui travaillait outre mesure, pendant plusieurs années, ne suffisait plus pour surmonter ces nouveaux obstacles ; d'autant plus qu'il était très-probable que son tissu musculaire, qui se trouvait dans des conditions de nutritions défavorables, présentait une dégénérescence graisseuse. L'ancienneté de la maladie, l'abus constant de liqueurs spiritueuses, enfin le choléra qui s'était montré peu de temps avant la pleurite, tout cela nous donne le droit de supposer que, dans ce cas, le cœur hypertrophié ne présentait pas seulement un affaiblissement temporaire, survenu à la suite d'une augmentation des obstacles apportés au cours du sang, mais que c'était un affaiblissement persistant, qu'avaient amené des causes anatomiques, à la suite de la dégénérescence graisseuse des éléments musculaires.

A l'auscultation de la poitrine, on entendait, à droite, des râles sibilants à l'inspiration, et en même temps, à droite et en avant, une expiration prolongée, symptômes qui se produisent à la suite d'une modification dans la lumière des tuyaux bronchiques de moyen calibre. Comme, chez notre malade, il y avait, en même temps que la toux, une expectoration muqueuse très-abondante, on doit attribuer le rétrécissement de la lumière des bronches à une tuméfaction de la muqueuse bronchique, survenu à la suite d'un catarrhe. Il est très-probable que le malade souffrait de ce catarrhe, en même temps que s'était développée la pleurite ; et peut-être les deux causes ont-elles agi ensemble. La difficulté qu'éprouvait le sang veineux à sortir de la muqueuse bronchique constituait une des causes prédisposantes à l'affection catarrhale et à sa persistance. L'existence du catarrhe bronchique, de préférence dans le poumon droit, s'explique avec une grande probabilité par l'inflammation de la plèvre de ce côté. Les rapports de la circulation du sang dans la moitié droite de la poitrine se sont montrés, par suite de cela, moins favorables que du côté gauche à la déplétion des veines.

L'augmentation de volume du foie de notre patient, dans tous ses diamètres, la sensibilité de cet organe à la percussion des parties qui n'étaient pas recouvertes par le squelette, l'état lisse et l'uniformité de sa surface à la palpation, sans qu'il y eût d'augmentation concomitante du volume de la rate, ne peuvent, par l'existence simultanée des symptômes trouvés dans le cœur, la plèvre et les bronches, être expliqués autrement que par une stase veineuse dans les vaisseaux hépatiques et par une distension consécutive de sa capsule.

Nous savons que nous avons affaire à un sujet qui s'est empoisonné pendant plusieurs années avec de l'alcool : on peut donc admettre également la possibilité d'une hypertrophie, comme conséquence d'un autre processus, et même de la dégénérescence graisseuse des éléments celluleux du foie. L'existence simultanée de ce processus et de la stase veineuse dans le foie, favorise très-bien le développement de l'atrophie consécutive de cet organe, bien que la stase n'existe pas depuis longtemps.

La teinte ictérique des sclérotiques, qui indique une rétention de la bile, les selles liquides, la perte d'appétit, nous donnent le droit de supposer, chez notre malade, un catarrhe gastro-intestinal. En présence de cette rétention du sang dans le foie qui a été constatée, en l'absence de causes suffisantes pour produire un catarrhe de la muqueuse gastro-intestinale (le malade n'a plus bu d'eau-de-vie depuis trois ans), il faut que cet état de la muqueuse soit surtout entretenu par une insuffisance dans l'écoulement du sang veineux, hors de la muqueuse du canal gastro-intestinal.

On ne peut attribuer à autre chose qu'à un obstacle apporté à la déplétion du système veineux général, la présence du liquide dans la cavité abdominale, en présence des altérations trouvées dans le foie et dans le canal intestinal, et de l'affaiblissement de la force du cœur. L'absence d'un œdème des extrémités inférieures, au moment actuel, pouvait conduire à cette supposition, que la cause de l'ascite réside dans l'obstacle apporté à la déplétion de la veine porte, de son tronc ou de ses branches. Nous savons cependant que, quand le système veineux général a de la difficulté à se vider, l'œdème des extrémités inférieures, qui apparaît tout d'abord et qui précède l'accumulation de liquide dans la cavité abdominale, disparaît plus tard, quand le malade est en repos. L'ascite persiste cependant, par suite de conditions insuffisantes dans la résorption, généralement encore longtemps après la disparition de l'œdème des extrémités. Quelquefois cela peut donner lieu à des erreurs de diagnostic, surtout chez des malades qui font peu attention à eux et qui portent des chaussures tellement larges qu'un œdème peu considérable des extrémités inférieures peut passer inaperçu. Les malades se plaignent alors de l'ascite et la décrivent comme étant le symptôme initial de leur maladie. Les anamnestiques de notre patient nous font voir que l'œdème des extrémités existait déjà auparavant et que ce n'est que dans ces derniers temps qu'il a disparu, en même temps que la dyspnée a cessé. C'est pourquoi, nous devons, dans le cas actuel, regarder l'ascite comme un symptôme de la difficulté que présente le système veineux général à se vider, en même temps qu'il existe un certain degré de liquéfaction du sang. Nous avons tout à fait le droit d'admettre ce dernier état chez notre malade. En voici la preuve : la pâleur des muqueuses et de la face, le choléra dont le malade a été affecté il y a peu de temps,

la pleurésie aiguë qu'il a présentée il n'y a pas longtemps,
l'abus des spiritueux pendant vingt ans, enfin le catarrhe
gastro-intestinal, ainsi que la diminution dans l'excrétion
de l'urine, la rétention consécutive dans l'organisme des
liquides, qui se sont produits sous l'influence d'un affaiblissement de la circulation du sang, ont dû nécessairement conduire à une augmentation de la quantité d'eau
qui existe dans le sang et à la transsudation consécutive
de ce liquide à travers les parois vasculaires, en présence
de la difficulté qu'éprouve le système veineux à se vider.

La quantité d'urine que rend notre malade est presque
réduite au tiers de ce qu'elle était, le poids spécifique de
ce liquide a augmenté, sa couleur est foncée ; il s'y produit
souvent des sédiments d'urates. En présence des autres
faits, ces altérations de l'urine indiquent une hyperémie
veineuse des reins, qui s'est développée sous l'influence
de la difficulté qu'éprouve le système veineux général
à se vider, et une diminution de la pression artérielle.

Ainsi l'état du cœur, du pouls, de la respiration, du
foie, de l'estomac et du canal intestinal, de la cavité
abdominale et de l'excrétion de l'urine, tout cela réuni
indique qu'il existe un obstacle à la déplétion du système
veineux et nous donne plein droit de reconnaître, dans le
cas actuel, une lésion compensatrice des obstacles anatomiques apportés à la circulation du sang. Les causes de
cette lésion compensatrice résident d'abord dans un affaiblissement direct de l'activité du cœur amenée sous l'influence d'une hypertrophie des parois existant depuis
longtemps, au milieu de conditions défavorables de sa
nutrition (alcoolisme, choléra) et en dehors de cette cause
anatomique permanente, dans un affaiblissement relatif,

temporaire de la force du cœur produit par l'accroissement des obstacles apportés au cours du sang, du côté
de la pleurite. L'hydrémie n'est, dans ce cas, qu'un phénomène secondaire qui a suivi en partie les lésions compensatrices, et s'est développé principalement sous l'influence des conditions antérieures défavorables de nutrition.

Bien que les commémoratifs du malade fassent reporter
la première apparition des symptômes cardiaques à six
mois, nous devons donc, puisque, dans le cas actuel, il
faut regarder comme un processus pathologique primitif
l'induration des artères qui s'est étendue aux valvules
aortiques et a déterminé les altérations consécutives du
cœur, nous devons, dis-je, supposer avec la plus grande
probabilité que cette maladie existait depuis longtemps.
Nous savons, en effet, que ce processus d'induration se
développe habituellement très-lentement et combien les
obstacles qu'il amène sont longtemps et complétement
compensés. Il peut se passer souvent dix années tout entières, avant que le malade aille trouver un médecin
et se plaigne d'un des symptômes déterminés par des
troubles circulatoires. Notre malade est âgé de quarante-
sept ans, et si nous considérons une des causes les plus
importantes qui amènent le développement de l'induration, par exemple l'empoisonnement alcoolique chronique,
nous pouvons admettre que sa maladie dure au moins
depuis une dizaine d'années.

Il nous reste maintenant encore à expliquer quelques
phénomènes qui, à ce qu'il semble, ne se trouvent pas
en connexion avec l'affection du cœur. En examinant le
tissu musculaire de notre malade, nous avons trouvé une

paralysie croisée des extrémités (l'extrémité supérieure gauche, et l'extrémité inférieure droite), un abaissement de l'angle gauche de la bouche, de la paupière gauche et du sourcil gauche. Cet affaiblissement des muscles de la moitié gauche de la face fait conclure avec une très-grande probabilité à une diminution dans l'innervation des nerfs de la face. Les anamnestiques nous apprennent, qu'il y a vingt ans, le malade, après un abus longtemps prolongé des spiritueux, fut pris, sans aucun prodrome, d'une attaque d'apoplexie, qui se manifesta par une perte de connaissance qui dura trois jours, et une paralysie croisée complète des extrémités et de la paupière supérieure gauche. Les symptômes de la paralysie disparurent peu à peu dans l'espace de quelques mois, et, pendant tout le reste de sa vie, le malade fut pris de temps en temps de céphalalgie. L'existence d'une paralysie croisée et d'une paralysie concomitante du nerf facial nous fait supposer, avec une grande vraisemblance, qu'il existe une affection de la substance cérébrale constituant un foyer morbide. Le développement rapide de la paralysie avec perte de connaissance, sans qu'il existât de symptômes antécédents d'une affection cérébrale, nous donne le droit de conclure à un processus pathologique développé rapidement dans la substance cérébrale.

On sait que, dans le cours des affections des artères et du cœur, les maladies cérébrales sont très-fréquentes. Outre les symptômes d'une stase veineuse dans le cerveau, quand il existe un affaiblissement de l'activité du cœur, on observe souvent des attaques d'apoplexie, dont il a déjà été question plus haut. Cette forme clinique qui se montre à la suite d'une suppression rapide des fonc-

tions d'une partie ou d'une autre de la substance cérébrale, est produite par différents processus pathologiques. Les vaisseaux artériels du cerveau se distendent
sous l'influence d'une augmentation de pression du côté
du ventricule gauche qui est hypertrophié, et peuvent se
rompre par suite d'un manque d'élasticité congénitale ou
acquise (induration artérielle, dégénérescence graisseuse). De cette manière se produisent des hémorrhagies
dans la substance cérébrale. Elles déterminent des apo-
plexies avec toutes leurs formes variées, suivant le siége
de l'hémorrhagie et le calibre du vaisseau qui a été rompu.

Les attaques d'apoplexie peuvent encore se produire
d'une autre manière dans les altérations des organes
circulatoires, sans rupture vasculaire survenue à la
suite d'une obstruction, dans une artère quelconque
du cerveau. Ces obstructions qui se développent rapidement, enlèvent momentanément, à une certaine partie,
le sang artériel sans lequel la fonction de cette partie
du cerveau cesse, et alors se développe la forme clinique
d'une apoplexie. L'artérisation, qui a été interrompue
dans une certaine partie du cerveau, peut se rétablir
d'une façon plus ou moins complète suivant le calibre
du vaisseau obstrué, au moyen de la circulation collatérale. A mesure que cette circulation collatérale se produit,
les symptômes de paralysie diminuent peu à peu et
peuvent même disparaître complétement sans laisser
de traces, quand la circulation se trouve complétement
rétablie. Quand cela n'a pas lieu, il reste des symptômes
paralytiques plus ou moins considérables, suivant la
plus ou moins grande étendue de la partie du cerveau
qui se trouve modifiée, dans sa nutrition, par l'arrivée

incomplète du sang artériel, et se trouve soumise au ramollissement. Le mode de production de ces obstructions varie. Tantôt le bouchon peut provenir de plus loin, un morceau d'une valvule du cœur qui est malade est par exemple arraché, se trouve conduit après être arrivé dans le système aortique, généralement par le carotide gauche, dans l'une ou l'autre des artères cérébrales, et là, ne pouvant plus se mouvoir, donne lieu à une obstruction. On rencontre le plus souvent des embolies de ce genre dans des endocardites aiguës ou qui ont passé à l'état aigu, surtout dans l'endocardite ulcéreuse aiguë. Le bouchon embolique peut aussi être constitué par de la fibrine coagulée, déposée sur l'une ou l'autre valvule qui présente des aspérités. Un bouchon embolique de ce genre peut être arraché à la valvule par le courant sanguin et être amené dans le système aortique; il arrive ainsi d'une façon tout accidentelle dans l'artère qui se distribue à ou tel organe, et détermine de cette manière des infarctus emboliques de la rate, du foie, des reins, etc. Entre autres phénomènes, une embolie qui traverse la carotide gauche et arrive dans les vaisseaux de l'hémisphère gauche, détermine dans la plupart des cas une attaque d'apoplexie et des phénomènes de paralysie dans la moitié droite du corps.

L'obstruction peut aussi être produite non-seulement par les embolies dont nous venons de parler, mais encore par un bouchon formé dans le vaisseau lui-même. Dans l'induration artérielle, la lumière des petites artères se rétrécit, le cours du sang y est plus difficile et il se produit ainsi une prédisposition très-grande aux obstructions, qui ont pour origine une thrombose qui complique une attaque d'apoplexie plus ou moins forte, suivant le volume du vaisseau qui présente cette thrombose. Le diagnostic différentiel du processus pathologique qui détermine l'apoplexie est très-difficile à établir et ne se base que sur une supposition plus ou moins vraisemblable, et cela d'autant plus que l'attaque d'apoplexie peut être quelquefois déterminée par d'autres processus pathologiques qui se passent dans le cerveau : ainsi, par exemple, par une encéphalite chronique, des tumeurs cérébrales, etc.

Chez notre malade, nous ne pouvons pas attribuer la cause de l'apoplexie à une maladie de cœur, car selon toute vraisemblance cette affection ne s'est developpée que beaucoup plus tard. Il faut donc exclure avec une grande probabilité l'embolie et la thrombose. Le développement de l'apoplexie et la marche ultérieure de la maladie militent, avec probabilité, en faveur d'une apoplexie déterminée par une hémorrhagie. On doit admettre que la rupture a eu lieu sous l'influence d'une hyperémie cérébrale, survenue à la suite d'un usage immodéré des liqueurs spiritueuses. L'abus des alcooliques pouvait avoir agi sur la nutrition des parois vasculaires et avoir prédisposé de cette manière ces vaisseaux à se rompre. On peut supposer toutefois que, chez notre malade, il n'y a plus dans la substance cérébrale que des restes insignifiants de l'hémorrhagie qui existait auparavant, avec ses altérations consécutives ultérieures.

Après avoir terminé l'analyse critique de l'état de notre malade, nous pouvons tirer la conclusion suivante :

Chez ce malade il existe : une induration dans les

artères qui dure depuis longtemps ; — une insuffisance
des valvules semi-lunaires de l'aorte ; — une insuffisance
musculaire de la valvule mitrale ; — une dilatation
consécutive et une extension des deux ventricules du cœur ;
— un affaiblissement de l'activité du cœur, à la suite
d'une dégénérescence graisseuse du muscle cardiaque et à la
suite de l'accroissement des obstacles apportés à la circulation sanguine par l'exsudat pleurétique existant dans
la moitié droite de la poitrine ; — une hydrémie qui s'est
développée sous l'influence d'une attaque de choléra et d'un
alcoolisme de longue durée ; — des symptômes d'hydropisie à la suite de cette hydrémie et des lésions compensatrices consécutives des obstacles anatomiques apportés à la
circulation du sang, et enfin, outre tous ces phénomènes,
une ancienne affection du cerveau.

CHAPITRE III

PRONOSTIC

Cette conclusion nous fait voir combien est grave et désespérée la position de notre malade. L'induration des artères et l'insuffisance des valvules semi-lunaires ne doivent pas être mises hors de cause, pas plus que la dégénérescence graisseuse du muscle cardiaque et ses suites. On ne peut pas espérer que l'exsudat pleurétique se résorbe, et que, de cette manière, on écarte un des obstacles apportés au cours du sang ; car l'hydrémie du malade et la difficulté qu'éprouve le système veineux à se vider ne sont pas des conditions très-favorables à la résorption de l'exsudat. De plus, on ne peut pas garantir qu'il ne se montre pas une nouvelle pleurésie aiguë, qui présente une si grande tendance à la récidive, et alors les obstacles au cours du sang augmenteront tellement que le cœur, qui se trouve si affaibli, pourra difficilement les surmonter. De plus, dans notre climat et pendant l'hiver le catarrhe bronchique peut très-facilement devenir aigu et par conséquent il est de nouveau possible que d'autres obstacles soient apportés au cours du sang. Il est donc possible que la santé du malade se rétablisse et il est très-douteux que son état soit amélioré. Mais si nous considérons l'affection du système nerveux central et l'état actuel des vaisseaux et du cœur, nous ne devons pas nous étonner que de nouveaux symptômes d'une affection cérébrale s'ajoutent à cette forme des lésions compensatrices qui peuvent accélérer l'issue mortelle de la maladie.

Malgré ce pronostic désespéré, nous devons cependant saisir toutes les indications qui peuvent améliorer l'état de notre malade; car nous ne devons pas oublier que notre pronostic n'est basé que sur des suppositions plus ou moins probables, et que si le malade ne se rétablit pas, on peut éloigner d'un mois, et même plus, l'issue fatale qui l'attend, car alors l'été arrivera et avec lui augmentera pour le malade la probabilité de prolonger sa vie.

CAHPITRE IV.

TRAITEMENT

TRAITEMENT AVANT L'ÉTABLISSEMENT DES LÉSIONS COMPEN-
SATRICES. — En déterminant le traitement de notre malade, il est nécessaire d'établir des indications, qu'il est
jusqu'à un certain point possible de remplir. Comme
nous avons trouvé la principale cause des altérations
que présente notre malade dans une affection des vaisseaux
et des valvules du cœur et dans les modifications consécutives subies par cet organe, la première indication
serait de rendre aux artères l'élasticité qui leur manque
et de faire disparaître l'insuffisance des valvules; la médecine pratique ne possède aucun moyen qui permette de
remplir cette indication. Comme nous connaissons quelques conditions du développement de l'induration des
artères, nous serions peut-être en état d'arrêter jusqu'à
un certain point l'extension de ce processus . Il se
développe, comme on le sait, vers la quarantième année
et se montre surtout chez les hommes. Chez les personnes
qui ont été affectées de syphilis, qui ont abusé des spiritueux, les altérations propres à la sclérose se dévelop-

pent, à ce qu'il semble, dans les parois artérielles , plus tôt que d'habitude, et il est probable qu'en écartant quelques-unes de ces causes prédisposantes, on arrêterait le développement de ce processus.

D'un autre côté, nous savons que quand les parois artérielles présentent des altérations considérables, quand il y a insuffisance des valvules semi-lunaires de l'aorte et de la valvule mitrale, le malade se trouve relativement bien et peut même se considérer comme guéri. En un mot, ces altérations anatomiques peuvent être compensées complétement, ainsi qu'on l'a dit plus haut, par une dilatation consécutive et une hypertrophie des ventricules du cœur. Dans l'impossibilité où l'on se trouve d'écarter les altérations anatomiques, la tâche la plus importante est donc de conserver aussi longtemps que possible la compensation nécessaire à la santé.

Comme nous avons admis que, quand il se produit un obstacle qu'il est impossible d'écarter, la condition nécessaire pour conserver l'équilibre du cours du sang est une hypertrophie correspondante de l'un ou de l'autre ventricule (suivant l'obstacle qui se présente), le médecin doit veiller au développement de cette hypertrophie. Généralement elle se développe sans notre concours. Toutefois nous connaissons les conditions au milieu desquelles elle ne se produit pas du tout ou d'une manière insuffisante. Toutes les causes qui sont préjudiciables à la nutrition favorisent le ralentissement du développement de l'hypertrophie et l'empêchent de devenir complet. Cette hypertrophie peut, par exemple, ne pas se développer du tout ou seulement d'une manière incomplète, lorsque le sujet est atteint en même temps d'un cancer de l'estomac, ou quand le malade, à la suite de quelque autre cause, n'assimile qu'une quantité insuffisante de substances azotées, ou lorsqu'il est affecté en même temps de pertes organiques considérables, comme par exemple dans les écoulements sanguins hémorrhoïdaux , le diabète sucré, etc.

La première indication à remplir dans le traitement d'un malade chez lequel se développent des obstacles anatomiques au cours du sang, est l'amélioration de la nutrition du corps. On l'atteint habituellement en remplissant des conditions hygiéniques générales qui agissent favorablement sur la nutrition. C'est ici qu'il faut ranger, par exemple, le soin de se trouver dans un air pur, la détermination d'une nourriture choisie rationnellement ; — il faut de plus éviter des efforts trop considérables, les affections psychiques déprimantes ; — on doit écarter les complications qui agissent accidentellement sur la nutrition ; ainsi, par exemple, en restreignant l'écoulement sanguin hémorrhoïdal, les menstruations trop abondantes, le catarrhe gastro-intestinal, etc.

Si l'hypertrophie consécutive se développe régulièrement au milieu de conditions de nutrition favorables, le malade se trouve dans un état de santé relatif.

Mais le cœur, quand il est hypertrophié, est, comme on l'a dit, plus excitable habituellement aux mouvements que le cœur normal. Cette augmentation de l'excitabilité constitue, comme on le sait, la condition principale de sa fatigue qui devient plus rapide, et des troubles consécutifs de la nutrition qui se présentent sous la forme d'une dégénérescence graisseuse du tissu musculaire. Comme le médecin voit dans cette excitabilité du muscle cardiaque

une condition de son prochain affaiblissement, il doit
diriger toute son attention sur cette circonstance défavorable. Sachant que toute excitation, qui agit sur le muscle
cardiaque en le stimulant, exerce une action plus forte
sur cet organe quand il est hypertrophié, il doit diminuer
autant que possible la quantité de cette excitation. L'usage
du café, d'une forte infusion de thé, de boissons chaudes
et spiritueuses doit être ou absolument interdit ou considérablement borné, suivant l'idiosyncrasie de l'individu ;
car il y a des hommes qui sont tellement habitués à ce
stimulant, qu'ils peuvent en faire usage sans qu'ils en
ressentent de suites fâcheuses. Des mouvements forcés,
qui stimulent outre mesure l'action du cœur, doivent être
interdits ; par contre, comme nous l'avons dit plus haut,
les mouvements modérés sont nécessaires. Le malade
doit éviter, autant que possible, les diverses causes psychiques qui agissent sur l'activité du cœur. Pour conserver l'hypertrophie, sans qu'il y ait une excitation exagérée
du muscle cardiaque, il est nécessaire, en un mot, d'avoir
un air pur, une nourriture animalisée, le repos du corps
et de l'esprit.

Les conditions que nous venons d'indiquer ne suffisent
pas toujours pour conserver au muscle cardiaque une
excitation modérée, dès que celle-ci se trouve augmentée
par l'irritabilité du système nerveux général. Le système
nerveux peut être irritable au plus haut degré quand il
est soumis à toutes les causes qui affaiblissent la nutrition,
quand toutes les conditions psychiques sont défavorables,
et, de plus, quand il existe quelques processus pathologiques qui favorisent surtout cette irritabilité, comme
par exemple dans quelques altérations anatomiques et

fonctionnelles des organes génitaux , les reins mobiles, etc.

En écartant les causes qui déterminent cette irritabilité des nerfs, comme par exemple la guérison d'érosions de la portion vaginale de l'utérus, la régularisation des fonctions sexuelles, la guérison d'une prostatite chronique, un bandage que l'on fait porter dans la mobilité des reins, on favorise la diminution de cette excitabilité du cœur.

En éloignant, de cette manière, toutes les causes qui augmentent, de quelque façon que ce soit, l'excitabilité motrice du cœur à l'état d'hypertrophie, nous devons, en même temps, penser à prévenir l'accroissement des obstacles apportés au cours du sang, car chaque nouvel obstacle à la circulation sanguine stimule davantage le cœur hypertrophié et le force à un travail plus grand. C'est pour cela qu'il faut empêcher autant que possible l'augmentation trop rapide de la masse du sang, ainsi que cela a lieu généralement après l'ingestion dans l'organisme d'une assez grande quantité de liquides (par l'usage d'eaux minérales qui amènent la constipation, dans la rétention de la sécrétion urinaire et de la sueur, par le défaut d'écoulement sanguin hémorrhoïdal ou menstruel), ou bien la faire disparaître par des remèdes, comme par exemple des laxatifs employés en temps utile, l'application de sangsues à l'anus, etc.

Il est, de plus, nécessaire d'éloigner, le plus vite et le plus énergiquement possible, toutes les causes qui rendent plus difficile la déplétion de l'artère pulmonaire, qui augmentent les obstacles à la circulation sanguine, telles que par exemple les mouvements forcés dans l'expiration, quand on joue des instruments à vent ; dans la toux, les douleurs pleurétiques, qui empêchent la libre inspiration, l'accumulation de gaz dans le canal gastro-intestinal, qui entrave l'action du diaphragme et rend plus difficile la déplétion de l'artère pulmonaire, etc.

Pour placer le malade dans des conditions où l'augmentation de l'excitabilité motrice du cœur hypertrophié ne dépasse pas les bornes convenables, il est nécessaire de diminuer la quantité d'excitation cardiaque qui se trouve en surplus, et de prévenir l'augmentation des obstacles apportés à la circulation sanguine. Il est extrêmement important de transporter le malade dans un climat aussi doux que possible, après qu'on lui aura prescrit un régime convenable. Ce dernier fournit au malade les meilleures conditions pour l'hématose et la nutrition, puisqu'il peut rester plus longtemps à l'air libre, ce qui agit surtout sur la diminution de l'irritabilité du système nerveux. De plus, dans un climat doux, les malades ne sont pas aussi exposés à un refroidissement, qui fournit une des causes les plus importantes à la production des affections catarrhales des voies aériennes, de la pleurite, de la péricardite et de l'endocardite, etc. Pour déterminer quel est le climat qu'il faut habiter, on doit éviter les pays chauds. Les pays qui sont le plus nuisibles sont ceux où soufflent souvent les vents du sud, comme en Italie, sous le nom de sirocco. Ces vents rendent le système nerveux très-irritable ; l'excitabilité du cœur augmente, et les malades n'atteignent pas le but qu'ils se proposaient. En Italie, j'ai souvent rencontré des sujets affectés de maladies de cœur, qui avaient beaucoup à souffrir de ce climat, surtout pendant

que régnait le sirocco. Pour déterminer une station,
nous devons principalement avoir en vue l'uniformité de
la température et l'absence des vents. Il est de plus très-
important de considérer la position sociale du malade,
ses penchants, ses habitudes et ses ressources. En pro-
posant à une personne atteinte de maladie de cœur un
changement de climat, nous devons nous souvenir que,
par là, nous ne faisons pas disparaître son affection, mais
que nous éloignons, pour un temps plus ou moins long,
l'issue inévitablement fatale de la maladie. Pour quelques
malades qui n'ont pas une tendance particulière aux affections des organes de la respiration, le changement de
climat n'est pas absolument nécessaire. Il faut donc,
quand on veut choisir un climat doux, par suite d'une
tendance aux affections inflammatoires des organes de la
respiration, considérer jusqu'où les conditions climaté-
riques, et la difficulté qu'éprouve le sang veineux à s'é-
couler hors de l'artère pulmonaire, se trouvent intéressées
dans ce processus pathologique. Si un sujet affecté d'une
maladie de cœur présente une prédisposition idiopathique à ces affections de la muqueuse bronchique, sans
qu'il existe pour cela une cause suffisante du côté de la
circulation, qui est déjà altérée, il est manifeste que dans
ce cas il est tout à fait nécessaire de faire rester le malade dans un climat plus doux. Quelques années passées
dans un climat chaud peuvent diminuer considérablement la disposition aux affections de la muqueuse des
voies respiratoires et, en même temps, écarter une des
causes les plus importantes qui accélèrent la formation
des lésions compensatrices.

Il est des cas où le cœur hypertrophié qui, à la suite

d'une cause apparente quelconque, — une marche forcée, une émotion morale, l'ingestion d'une trop grande quantité de vin, des efforts de voix, des cris, etc., — se trouve dans un état de trop grande excitation, conserve ce surcroît d'excitation et par suite une légère excitabilité, même quand la cause a disparu. Le malade se sent, par exemple, assez bien ; mais a-t-il eu une discussion un peu vive, a-t-il bu trop de vin, il est alors pris de palpitations et de dyspnée qui reviennent à la moindre occasion, bien qu'il se trouve dans les meilleures conditions hygiéniques. Dans des cas de ce genre, il faut s'adresser à des médicaments divers, parmi lesquels quelques-uns, ainsi que l'enseigne l'observation, amènent une amélioration considérable.

Comme nous avons dit que l'augmentation dans l'excitation du cœur, quand il est hypertrophié, se trouve enflammée par diverses conditions extérieures et intérieures, on comprend que, quand il faut déterminer quel est le médicament à employer, il faille diriger son attention sur le mode de production de cet accroissement d'excitabilité. Lorsque cette dernière est produite par une perte de sang considérable, par une diminution de la nutrition, on peut obtenir de brillants résultats de l'usage des préparations ferrugineuses, arsenicales et d'autres remèdes qui favorisent la nutrition, surtout lorsque nous avons affaire à des malades qui, jusqu'à présent, ont peu ou pas du tout usé de ces remèdes. Cependant tous ceux chez lesquels se trouve indiqué l'emploi du fer, de l'arsenic, etc., ne peuvent les supporter. Chez quelques malades, l'excitabilité du cœur augmente tellement sous leur influence, qu'il est impossible de les continuer. Dans ces circonstances, nous possédons dans le *nitrate d'argent* un remède d'une grande valeur. Nous le divisons en petites doses, que nous donnons à peu près sous cette forme :

Rp. Nitrate d'argent. . . . . .   5 centigrammes (un grain).
   Eau distillée. . . . .   q. s. pour dissoudre.
   Extrait de chiendent. . .   8 grammes (deux gros).

M. F. S. A. 60 pilules. Conspergez dans de la poudre de lycopode. D. S.

Une pilule trois fois par jour.

Le nitrate d'argent, donné à petites doses, augmente la température du corps de quelques dizièmes de degré (centigrade) et accroît l'appétit : il présente donc, dans sa manière d'agir, une très-grande analogie avec les préparations ferrugineuses. Il a d'ailleurs encore l'avantage non-seulement de ne pas accroître l'excitabilité du cœur, mais au contraire de la diminuer considérablement. Cette dernière action sur le cœur, du nitrate d'argent à petite dose, est tellement constante, que nous prescrivons cette préparation souvent et spécialement dans ce but, sans qu'il y ait une indication fournie par les troubles de la nutrition. Un usage plus ou moins continu de ce remède abaisse pour longtemps l'excitabilité du cœur qui se trouve accrue, et il agit, d'après mes observations, sans doute plus lentement que la digitale, mais aussi avec plus de ténacité que cette dernière substance, probablement parce qu'il se trouve éliminé moins rapidement de l'organisme. Dans les cas où le sang présente une liquéfaction considérable, où la nutrition est mauvaise, où l'on a souvent usé des préparations ferrugineuses, l'usage du nitrate d'argent, à petite dose, rend de très-grands services. Malheureusement l'organisme s'habitue à ce médicament comme à la plupart des autres remèdes. Tandis que tout d'abord, quand le nitrate d'argent a été continué pendant cinq ou six semaines, l'excitabilité du cœur se trouve considérablement apaisée, et cela quelquefois pendant des mois, on est souvent forcé, quand cette excitabilité prend un nouvel accroissement, d'augmenter les doses du médicament et d'en continuer l'usage plus longtemps. Après avoir usé des pilules ci-dessus, pendant cinq ou six semaines, de la manière qui a été indiquée (3 fois par jour une pilule), quand l'excitabilité du cœur prend un nouvel accroissement, nous ordonnons le médicament à dose successivement croissante, de sorte que le malade commence par trois pilules par jour, et augmente d'une pilule tous les trois ou quatre jours, jusqu'à ce qu'il en prenne neuf. Ces doses quotidiennes sont plus ou moins rapidement diminuées suivant les indications qui se présentent. Il ne faut jamais suspendre subitement le médicament, à moins qu'il ne se présente des indications particulières pressantes.

La rapidité avec laquelle on augmente les doses est déterminée par l'idiosyncrasie du malade. Il se produit chez quelques sujets quand on augmente rapidement les doses des troubles digestifs, de la perte d'appétit, de la constipation. Dans ces cas, le nombre des pilules n'est pas augmenté tous les trois ou quatre jours, mais seulement toutes les semaines; alors le malade ne monte pas jusqu'à 9 pilules, mais il reste à six et même il en prend moins, suivant l'idiosyncrasie qu'il présente. On peut avancer sur cette méthode de traitement par le nitrate d'argent les propositions suivantes : dans les cas heureux, l'accroissement de l'excitation du cœur disparaît, par l'usage longtemps continué de l'argent, non-seulement pour des mois, mais pour une année tout entière, surtout quand le malade suit les prescriptions hygiéniques les plus indispensables ; nous ne rencontrons qu'un nombre très-restreint de sujets sur lesquels le nitrate d'argent n'a aucune action, et ce n'est que par exception que l'usage de ce remède a augmenté les accidents de l'excitabilité du cœur.

Si l'excitabilité cardiaque se trouve considérablement augmentée et détermine chez le malade des sensations très-pénibles, pour la diminuer plus rapidement, nous faisons précéder le traitement systématique par le nitrate d'argent, de l'usage de la digitale. Nous donnons alors ce remède tout seul ou avec de l'eau d'amandes amères ; nous y ajoutons quelquefois un sel de potasse. Voici la forme que nous prescrivons :

Rp. Herbe de digitale pourprée, de 40 à 75 centig. (8 à 15 grains).
          Faites une infusion
A la colature de 150 grammes (cinq onces).
          Ajoutez :
Eau d'amandes amères,
Liqueur d'acétate de potasse ââ.   4 grammes (un gros).
Sirop d'écorces d'orange   30   —   (une once).

M. D. S. toutes les deux heures une cuillerée à bouche.

Cette mixture est employée habituellement pendant 3 ou 4 jours, jusqu'à ce que les palpitations et la dyspnée aient plus ou moins considérablement disparu. C'est alors seulement que nous passons à l'usage du nitrate d'argent, et nous prescrivons de plus au malade la teinture de digitale, soit dans de l'eau d'amandes amères, soit dans de la teinture de valériane ou dans de la liqueur d'Hoffmann; on mélange cette teinture à telle ou telle quantité de ces liquides, suivant la particularité du cas.

Notre formule habituelle est la suivante :

Rp. Teinture éthérée de valériane,
     Esprit d'éther sulfurique (liqueur d'Hoffmann),
     Teinture de digitale ââ. .   4 grammes (un gros).

M. D. S. à prendre de 10 à 30 gouttes plusieurs fois par jour, suivant le besoin.

Quand nous ordonnons ces gouttes, nous conseillons au malade de ne les prendre que dans le plus pressant besoin, et d'un autre côté d'en éloigner l'emploi autant que possible, afin de ne pas s'habituer à la digitale, puisque ce remède doit nécessairement avoir plus tard une valeur dans les cas urgents. Quand l'excitabilité du cœur est très-grande, et si le malade n'est pas soumis à l'observation continuelle du médecin, il est convenable de commencer le traitement par les pilules suivantes :

Rp. Nitrate d'argent . . . .   5 centigrammes (un grain).
     Eau distillée . . . .   q. s. pour dissoudre.
     Poudre d'herbe de di-
       gitale . . . .   4 grammes (un gros).
     Extrait de chiendent.   q. s.

Pour 60 pilules.

Conspergez. — D. S. une pilule trois fois par jour.

Quand ces pilules ont toutes été prises, nous continuons le nitrate d'argent sans addition de digitale.

Quelquefois nous remplaçons le nitrate d'argent par d'autres métaux, par exemple le cuivre, le zinc; le premier de ces métaux est employé très-rarement. Nous donnons les préparations de zinc surtout aux sujets qui ont une bonne nourriture, et qui sont affectés de plus d'hyperémie cérébrale.

Notre formule habituelle est celle-ci.

Rp. Oxyde de zinc blanc. . . 50 centigrammes (dix grains).
    Extrait de pissenlit. . . . 6 grammes (un gros et demi).

M. F. S. A. 40 pilules. Conspergez. D. S. une pilule trois fois par jour.

Nous ajoutons quelquefois, à ces pilules, de la digitale. Les constipations forment une action accessoire qui se montre d'une façon inopportune dans le traitement par le nitrate d'argent. On peut facilement les faire disparaître par l'emploi simultané des lavements d'eau simple, ou par l'usage de la rhubarbe seule ou unie aux sels de soude ou à la magnésie, suivant les indications.

Rp. Bicarbonate de soude (ou magnésie calcinée),
    Poudre de racine de rhubarbe,
    Extrait de nerprun ââ. . .   4 grammes (un gros).
    Extrait de pissenlit. . . . q. s.

Pour faire 60 pilules.

D. S. 2 ou 3 pilules 3 fois par jour.

Rp. Bicarbonate de soude (ou magnésie calcinée),
    Poudre de racine de rhubarbe.   4 grammes (un gros).
    Extrait de pissenlit. . . . . . q. s.

Pour faire 60 pilules.

D. S. 2 ou 3 pilules 3 fois par jour.

Chez les sujets qui ont une bonne nourriture, nous employons, quand les écoulements hémorrhoïdaux ou menstruels sont arrêtés, quand il y a de la constipation, divers évacuants, comme, par exemple, un mélange de fleurs de soufre, de magnésie calcinée et de crème de tartre. De plus, il est quelquefois nécessaire de poser des sangsues à l'anus, sur le col de l'utérus, — d'appliquer des ventouses sur la région sacrée.

On ne doit prescrire les eaux minérales qu'avec une grande prudence et avec choix, et seulement dans certaines indications particulières. On peut ordonner, quand il y a de la constipation et des symptômes d'hyperémie cérébrale, les eaux de Marienbad, la Kreuzbrunnen, les eaux de Franzensbad, la Salzquelle, et des eaux minérales analogues.

Je proscris complétement le traitement par l'eau froide et les bains de mer. Les bains très-chauds sont également contre-indiqués.

Dans le traitement des personnes dont le système nerveux est irrité, outre l'emploi systématique du nitrate d'argent, on retire un grand avantage du *bromure de potassium*. Ce dernier remède donne quelquefois de brillants résultats, dans les cas où l'excitabilité nerveuse se trouve déterminée par un rapport anormal dans les organes génitaux.

Nous avons déjà dit plus haut que les malades se plaignent quelquefois de palpitations sans que l'on observe, en même temps, chez eux une accélération dans le rhythme du cœur. Dans les cas de ce genre, qui trouvent leur explication dans un accroissement de la sensibilité des nerfs intercostaux, les frictions faites avec divers narcotiques dans la région du cœur présentent un grand avantage. On les mélange quelquefois avec des substances qui irritent légèrement la peau : une des formules que nous employons le plus habituellement ici est la suivante :

```
Rp.  Vératrine . . . . . . . . . . . .  15 centigr. (trois grains).
     Extrait thébaïque . . . . . . .  75 centigr. (quinze grains).
     Huile de térébenthine. . . .   2 grammes (un demi-gros).
     Axonge. . . . . . . . . . . . .  30 grammes (une once).
     Huile de menthe poivrée. . .  12 gouttes.
     M. F. S. A. une pommade.
```

S. en frictions.

Ce remède est aussi indiqué dans les sensations dou-
loureuses de la région du cœur.

Les attaques d'angine de poitrine (sténocardie) appartiennent aux mêmes états morbides, qui opposent la plus
grande ténacité au traitement. Dans la plupart des cas
cependant, j'ai observé un affaiblissement dans les attaques d'angine de poitrine, par l'usage de petites dose,
de digitale. On les donne habituellement pendant l'accès
sous forme de gouttes en même temps que d'autres
remèdes, entre autres la teinture de belladone. Notre formule habituelle est :

Rp. Teinture éthérée de valériane.
    Liqueur anodine d'Hoffmann.
    Teinture de digitale.
    Teinture de belladone ââ . . .   4 grammes (un gros).

M. D. S. à prendre de 10 à 20 gouttes pendant l'accès.

Si la fréquence des attaques d'angine de poitrine augmente, l'emploi systématique de la digitale avec le nitrate
d'argent rend de grands services ; quelquefois l'arsenic
soulage également, et dans ces derniers temps nous avons
obtenu de grands résultats du bromure de potassium :

Rp. Bromure de potassium . . . .   4 grammes (un gros).
    Eau distillée . . . . 180 grammes (six onces).

M. D. S. 2 à 4 cuillerées à soupe par jour.

Outre les remèdes internes que nous venons de citer,
nous avons obtenu un faible résultat de divers remèdes
externes, tels que l'application de la glace sur la région
du cœur, la pommade au chloroforme, les injections
hypodermiques de morphine, etc. Dans deux cas d'an-

gine de poitrine rebelle et qui existait depuis de longues années, j'ai observé un très-grand soulagement par l'emploi méthodique de courant électro-galvanique constant sur la région du cœur.

L'angine de poitrine, névralgie du plexus cardiaque, peut se présenter dans le cours d'une affection du cœur, comme elle peut manquer, car elle se trouve en connexion intime avec l'état d'excitabilité du système nerveux général. Il ressort de là, pour le médecin, la nécessité de porter toute son attention sur les causes qui entretiennent l'accroissement de l'excitabilité de l'appareil nerveux.

DU TRAITEMENT PENDANT L'EXISTENCE DES LÉSIONS COMPENSATRICES. — Le traitement que nous avons analysé jusqu'ici se rapporte à un malade qui présente une compensation complète des altérations du cœur, et il est d'autant plus important que, diminuant l'excitabilité du cœur, il entretient pendant longtemps la force du cœur et la nutrition normale de cet organe qui se trouve à l'état d'hypertrophie. Le régime convenable et le traitement du malade éloignent pour longtemps, à cette période de la maladie, l'apparition des lésions compensatrices. Quand elles se montrent, il faut introduire dans le régime des changements, de même qu'il s'en introduit dans les indications, relativement au traitement.

La première tâche du médecin est de déterminer les causes de cet affaiblissement du cœur, et s'il est possible de les éloigner, on obtient les plus brillants résultats. Quand un malade qui présente des lésions compensatrices est traité, en suivant une routine inintelligente, sans

faire attention aux indications, le résultat est très-douteux et très-long à obtenir. Si nous regardons les lésions
compensatrices comme le résultat de l'affaiblissement de
l'activité du cœur seule, et si nous ne nous préoccupons
pas de faire disparaître les obstacles qui accroissent le
travail du cœur et qui ont déterminé ces altérations ; si
d'après cela nous nous contentons des médicaments qui
accroissent la force du cœur, alors les lésions compensatrices se trouvant entretenues par les causes primitives,
continueront, et la marche de la maladie ainsi que sa
terminaison resteront abandonnées au hasard. Nous
avons déjà dit quelle grande importance il y avait à calmer
les quintes de toux, les douleurs pleurétiques, etc., etc.,
pour rétablir la force du cœur.

Les indications principales dans le traitement de malades qui présentent une lésion compensatrice sont donc :
le rétablissement de la force du cœur, la diminution ou
l'éloignement des obstacles au cours du sang que l'on
peut facilement écarter.

Comme, ainsi que nous l'avons vu, l'excitabilité motrice du cœur qui se trouve affaibli et hypertrophié, est
encore augmentée plus que d'habitude, ce qui, de son
côté, conduit à un affaiblissement de l'organe, la tâche la
plus importante du médecin doit être de diminuer, autant
que possible, toute excitation interne et externe du cœur.
On doit prescrire au malade, pour ce temps, une conduite aussi sévère que possible, le repos du corps et de
l'esprit. L'usage du café, du thé, des alcooliques, doit être
complétement interdit, à l'exception cependant des cas où
l'activité du cœur présente le plus grand affaiblissement
et où l'usage du vin et d'autres excitants peut avoir une

grande utilité. On prescrit une nourriture aussi facile que possible à digérer et qui développe dans le canal gastro-intestinal très-peu de gaz, et on passe de suite à l'emploi de la digitale à petites doses. L'usage de ce remède diminue l'excitabilité du cœur, le rhythme de cet organe qui était accéléré se ralentit, le choc est plus fort; les fausses contractions disparaissent; le diamètre, surtout le diamètre transverse, diminue; le pouls devient plus fort; les artères sont plus difficilement comprimées par le doigt; le nombre des inspirations diminue; la dyspnée et les palpitations s'affaiblissent considérablement, l'urine augmente de quantité, et tous les autres symptômes qui indiquent un affaiblissement de l'activité du cœur diminuent. Cette amélioration dans les phénomènes subjectifs et objectifs du malade se montre généralement d'une façon très-rapide, après qu'il a pris les premières cuillerées de l'infusion de digitale. Malgré cette amélioration, nous continuons cependant ce remède encore quelque temps, jusqu'à ce que la force du cœur soit rétablie. Alors quand les symptômes sont moins prononcés, nous diminuons le nombre des doses quotidennes.

Généralement nous mélangeons la digitale, comme dans la période précédente, avec l'acétate de potasse, car nous pouvons ranger les sels de potasse au nombre des remèdes qui agissent surtout en diminuant l'excitabilité du cœur. En outre, l'acétate de potasse possède une action diurétique. L'augmentation de la quantité de liquide, qui est excrétée hors de l'organisme, est par cela même très-importante, parce que la masse du sang, et par conséquent un des obstacles apportés à la circulation, se trouve diminuée. La forme de la mixture reste la même

que dans la période précédente ; l'infusion se prépare
non pas avec huit grains (40 centigrammes), mais avec
six grains (30 centigrammes), et on en continue l'usage
plus longtemps. Quand l'activité du cœur est affaiblie,
la digitale est un remède que l'on ne peut remplacer,
quelle que soit la cause qui a amené l'affaiblissement,
soit par fatigue, soit à la suite d'une dégénérescence
graisseuse des éléments musculaires, ou à la suite d'une
compression déterminée par un exsudat péricardique,
ou enfin par l'accroissement des obstacles à la circulation du sang. L'usage de la digitale ne doit pas effrayer,
comme ont cherché à le faire autrefois des théories qui
ne répondaient pas aux observations cliniques, mais à
des expériences séparées, faites sur les animaux.

ACTION DE LA DIGITALE. — Les théories qui ont été établies
sur l'action de la digitale différent tellement entre elles,
qu'avant de passer à l'analyse des opinions les plus répandues sur cet objet, nous regardons comme nécessaire
de grouper les faits que l'on a obtenus sur ce médicament dans les recherches cliniques et expérimentales.
L'élément actif de la digitale est la digitaline ; c'est une
poudre non cristallisée, généralement incolore, se dis-
solvant difficilement dans l'eau et l'éther, plus facilement
dans l'alcool. Dans les observations et les expériences
que l'on fait sur l'action de la digitale, on prend tantôt
l'infusion de la plante, tantôt la digitaline. Cela se fait
plutôt par suite de la détermination des doses, qui nous
est plus facile, que pour toute autre cause, appuyée de
raisons particulières, bien que l'usage de la digitaline
soit plus convenable, puisqu'elle irrite moins l'estomac

que l'infusion ou la poudre de digitale. Les doses de la digitaline doivent être très-petites : 1/60 de grain 5 ou 6 fois par jour (0,0048 par jour), de 1/20 de grain, pas plus de trois fois par jour (deux milligrammes trois fois par jour). Je n'ai jamais prescrit cette dernière dose.

En observant l'action des préparations de digitale sur le cœur de l'homme sain et adulte, nous remarquons habituellement les choses suivantes : de petites doses, par exemple, une infusion de 5, 6, 8, 9, et même de 15 grains (25, 30, 40, 45, 75 centig.) de digitale pour 6 onces (180 grammes) de colature, amènent habituellement, quand on a pris les deux, trois, quatre premières cuillerées (que l'on ne prescrit que toutes les deux heures), une accélération plus ou moins prononcée du pouls. Le degré de cette accélération varie beaucoup, suivant les différents sujets. Chez l'un cette accélération est perçue déjà après l'emploi d'une infusion de cinq grains (25 centig.) sur 6 onces (180 grammes) de colature. Chez l'autre ce n'est que par l'usage d'une infusion de 15 grains (75 centig.) que ce fait est constaté. Si chez un même sujet on augmente le nombre des doses, dans un temps donné, ou qu'on lui donne une infusion plus forte ; que, par exemple, cette infusion soit faite avec huit grains (40 centig.) au lieu de cinq grains (25 centig.), et de vingt grains, (1 gramme) au lieu de 15 grains (75 centig.), l'accélération du pouls se trouve suivie, suivant l'individu, et suivant la quantité de remède qui a été ingéré, d'un ralentissement plus ou moins considérable. Lorsque l'on continue l'usage de l'infusion, à la même dose, au bout de quelques jours le ralentissement se trouve remplacé de nouveau par une accélération du pouls. Cette accélération secondaire se montre plus ou moins vite, suivant l'individu et suivant la force de l'infusion que l'on emploie. Plus l'infusion est forte, plus l'accélération secondaire du pouls se fait lentement. Cette accélération peut disparaître et être remplacée de nouveau par un ralentissement, quand le remède est pris plus souvent et que sa force est augmentée. Ce stade de l'accélération primitive du pouls peut aussi manquer, quand au début on donne des doses considérables. Cette accélération secondaire peut également faire défaut, surtout dans les cas où la dose était très-forte. Chez quelques individus, de fortes doses peuvent cependant amener une accélération considérable du pouls, qui peut naturellement ne pas avoir l'importance de l'accélération primitive, ni de l'accélération secondaire, car ici ce phénomène augmente avec le renforcement des doses. Plusieurs animaux présentent une tendance particulière à ce genre d'accélération, quand on leur donne des doses toxiques de digitale. Comme cette accélération se montre quand on a administré de fortes doses (toxiques) et qu'elle se trouve accompagnée d'un affaiblissement considérable de l'activité du cœur, ce qui permet quelquefois de constater de fausses contractions, des pauses et de l'irrégularité dans la force de chacune des contractions cardiaques, nous nommerons, tout court, cette accélération des contractions du cœur une accélération *paralytique*, pour la distinguer de l'accélération *primitive* et de l'accélération *secondaire*. Jusqu'à présent je n'ai pas encore eu l'occasion d'observer, chez des individus dont le cœur est sain, cette accélération paralytique des contractions cardiaques déterminée par la digitale.

De ce que nous avons dit, il résulte que : de petites doses ne déterminent que l'accélération primitive du pouls qui disparaît, sans autre conséquence, ou, lorsque le médicament a été continué pendant assez longtemps, se transforme en un ralentissement suivi d'une accélération secondaire qui se change de nouveau en ralentissement, quand on augmente les doses. Des doses moyennes déterminent, de suite, au début, un ralentissement du pouls, et quand on continue le médicament, il se produit une accélération secondaire qui se trouve de nouveau remplacée par un ralentissement, quand on augmente les doses. Les plus fortes doses produisent enfin généralement un ralentissement très-prononcé du pouls, sans qu'il y ait d'accélération consécutive, ou bien amènent de suite une accélération considérable que nous avons décrite comme paralytique.

Nous nommons, tout court, paralytique le ralentissement qui se produit sans accélération consécutive, cela d'autant plus que cette forme de ralentissement précède souvent le silence définitif du cœur, et de même se trouve quelquefois accompagné de pauses et de contractions dont la force varie.

Ces changements dans le nombre des contractions du cœur se perçoivent chez tous les sujets et chez la plupart des animaux. Il n'existe une très-grande différence que dans la susceptibilité que chaque individu présente pour les doses. Une dose qui, d'après son action, peut être décrite comme une dose moyenne, peut être petite pour un autre, et grande pour un troisième. Il est difficile de pire ce qui produit ces différences individuelles. Des doses relativement grandes agissent sur la grenouille comme de petites, tandis que le cheval présente des symptômes d'empoisonnement, avec accélération paralytique du pouls quand on lui administre des doses relativement petites de digitale. Chez l'homme, ainsi que je l'ai dit, l'idiosyncrasie est d'une très-grande importance ; en outre, le même sujet peut, au milieu de conditions pathologiques diverses, présenter différents degrés de susceptibilité pour le remède. C'est ainsi que j'ai remarqué que, pendant la fièvre, la sensibilité pour la digitale était plus grande ; elle augmente même pendant la convalescence d'une affection fébrile quelconque. La sensibilité pour la digitale est très-grande dans les diverses formes d'hypertrophie des deux ventricules du cœur. Cette sensibilité du cœur hypertrophié s'accroît encore, à ce qu'il paraît, au début de l'affaiblissement de cet organe. Une infusion de cinq grains de digitale (25 centig.) qui, chez un homme sain, n'amènerait aucun changement dans le nombre des contractions du cœur, détermine, chez un fébricitant, ou pendant la convalescence d'une affection fébrile, une accélération très-prononcée des contractions cardiaques, et chez un malade qui présente des troubles dans l'équilibre de la circulation, il apparaît déjà, après cette dose insignifiante, un ralentissement appréciable des contractions du cœur. Réciproquement, des doses moyennes qui chez un fiévreux déterminent un ralentissement primitif, manifeste, du pouls, ont, chez un malade qui présente des lésions compensatrices, l'effet de fortes doses. Elles se manifestent ou par un ralentissement considérable ou par une très-grande accélération des contractions du cœur. Chaque effet peut être accompagné de pauses plus ou moins fréquentes, et d'inégalités dans chaque contraction cardiaque. Ce ralentissement et cette accélération ont, dans ces cas, le caractère paralytique, et se trouvent accompagnés d'une aggravation de tous les phénomènes du côté de la circulation. La continuation de la digitale augmente ici ce ralentissement, suivi de l'accélération des contractions du cœur.

Après avoir démontré deux sortes de ralentissement et d'accélération des contractions cardiaques, nous avons fait ressortir, en même temps, la grande différence qui existe entre les deux. Pour juger d'après les observations qui ont été faites sur les sujets atteints de maladies du cœur et qui présentent une sensibilité particulière pour la digitale, nous voyons qu'un des genres de ce ralentissement, qui est accompagné d'une diminution dans les symptômes des lésions compensatrices, se rapproche d'un renforcement de l'activité du cœur. Dans le second genre de ralentissement, appelé paralytique, qui se trouve accompagné d'une aggravation de tous les symptômes des lésions compensatrices, la force de l'activité du cœur diminue. On peut en dire autant de l'accélération des contractions du cœur : dans les deux premiers genres, la force du cœur augmente, les symptômes d'une lésion compensatrice diminuent, tandis que dans la forme paralytique, l'accélération des contractions du cœur et les symptômes de la diminution de la force du cœur peuvent atteindre le plus haut degré.

Ce qui résulte évidemment de tout cela, c'est l'importance qu'il y a à distinguer différents genres de ralentissement et d'amélioration des contractions du cœur, qui répondent à des états tout à fait opposés de cet organe. L'accélération primitive est le résultat d'une faible ac-

tion de la digitale. L'accélération secondaire montre
seulement que la sensibilité de l'organisme pour ce
médicament a diminué et que la dose qui avait abaissé,
au début, le nombre des contractions cardiaques, a été
insuffisante pour produire cet effet, et a déterminé une
accélération des contractions du cœur. L'accroissement
des doses diminue de nouveau le nombre des contractions
cardiaques ; il est donc évident que l'accélération secondaire a l'importance d'une habitude qu'a prise l'organisme au remède. Il faut remarquer que l'accélération
primitive comme celle qui est secondaire s'observent
particulièrement chez peu de sujets qui présentent de la
sensibilité pour la digitale. C'est pour cela qu'on les rencontre plus rarement chez des malades qui ont une
hypertrophie du cœur, chez lesquels une dose donnée in-
considérément , surtout quand les lésions compensatrices existent depuis longtemps, peut amener très-facilement une accélération paralytique des contractions du
cœur, accompagnée d'une aggravation considérable de
tous les symptômes.

Quelques médecins contestent qu'il soit possible de
s'habituer à la digitale, et pensent que ce médicament
forme une exception à la règle générale, puisqu'il a la
faculté de s'ajouter à lui-même [dans son action sur l'organisme (action cumulative de la digitale). Cette supposition se base sur l'observation des cas, dans lesquels l'u-
sage longtemps continué de doses moyennes de digitale
a déterminé des symptômes d'intoxication qui ne répondent pas à la quantité insignifiante du médicament. C'est
ce qui a conduit à la théorie de l'action cumulative de la
digitale, théorie qui contredit tout ce que nous savons

sur l'aptitude extraordinaire de l'organisme à s'habituer aux différents remèdes pharmaceutiques.

Cependant les cas où l'on observe l'action cumulative des petites doses que l'on a données auparavant, sont extrêmement rares et ne constituent qu'une rare exception à la règle générale de l'habitude prise par l'organisme aux différents médicaments. D'après l'analogie qui existe avec l'action de quelques autres médicaments, on ne pouvait ramener la propriété cumulative de la digitale qu'à une rétention accidentelle de ce médicament dans l'organisme ou à un ralentissement dans la destruction de cette substance dans le corps. J'ai assez souvent eu l'occasion d'observer, lorsque l'on faisait des frictions continuées plus ou moins longtemps avec des quantités assez faibles de mercure, le développement rapide du plus violent ptyalisme, après la suppression de la transpiration cutanée (par exemple à la suite d'un refroidissement). Et quel est le médecin qui, dans sa pratique, n'a pas rencontré un ptyalisme dans l'emploi de petites quantités de préparations mercurielles, dirigées contre des constipations? On doit donc attribuer l'action cumulative de la digitale qui se présente dans quelques cas, non pas à l'addition problématique de l'effet, mais à une rétention accidentelle du médicament dans le corps.

Après avoir analysé les faits qui se présentent dans les observations cliniques, relatives à l'emploi de la digitale, nous voyons clairement d'où proviennent les différences si grandes d'opinion qui existent et qui ont existé au point de vue des indications relatives à l'usage de ce médicament. La différence qui se montre dans la sensibilité individuelle des divers sujets placés dans di-

vers états pathologiques, d'un côté ; — l'action tout opposée sur la force du cœur, dans les différents genres de
ralentissement et d'accélération des contractions cardiaques, amenés sous l'influence de doses de force différente, d'un autre côté, — étaient et sont une cause suffisante des diversités d'opinion des praticiens sur l'emploi
de l'un des remèdes de la thérapeutique qui a le plus de
valeur. Cela d'autant plus que les expériences instituées
sur les animaux, qui ont conduit aux résultats les plus
variés, suivant la dose et suivant le sujet, ont contribué,
de leur côté, le plus possible, à conserver des opinions
erronées qui existent sur cette question.

La plupart des expérimentateurs ont observé, quand
ils avaient injecté des préparations de digitale dans le
sang des animaux, un ralentissement du pouls qui se
transformait en une accélération, quand on augmentait
les doses. Dans des expériences de ce genre, le stade de
l'accélération primitive et de l'accélération secondaire
des contractions cardiaques ne s'est pas montré dans la
plupart des cas, à la suite de la violente action exercée
par le médicament, directement injecté dans le sang.
Néanmoins cette accélération primitive est observée très-
manifestement, surtout chez les animaux, qui ne présentent pas une sensibilité particulière à la digitale ;
ainsi, par exemple, chez la grenouille le ralentissement
des contractions cardiaques précède plus ou moins
longtemps le stade d'accélération.

Les expériences, qui ont été instituées pour déterminer
la pression latérale moyenne artérielle, ont donné également
ment aux divers expérimentateurs des résultats différents. Les uns ont observé dans le stade du ralentisse-

ment des contractions du cœur une diminution de la pression artérielle ; les autres, au contraire, une augmentation ; d'autres enfin n'ont observé, dans le ralentissement des contractions cardiaques, aucune modification de la pression latérale moyenne dans les artères, et n'ont remarqué qu'une augmentation de la pression à chaque systole : cette pression était si forte, que dans le ralentissement des contractions cardiaques, la pression latérale moyenne ne présentait aucun changement. Quelques expérimentateurs ont remarqué de même une augmentation de la pression artérielle dans l'accélération des contractions ; la plupart ont cependant observé ici une diminution de la pression artérielle.

Malheureusement les expérimentateurs ont accordé peu d'attention aux doses et à l'individualité des divers animaux, et chacun, en expliquant les résultats contradictoires des observations antécédentes, par une erreur dans les recherches, a bâti telle ou telle théorie en se basant sur ses propres observations.

C'est ainsi que se sont produites deux des opinions les plus répandues : les uns ont regardé la digitale comme un médicament qui agit sur le tissu musculaire du cœur au moyen des ganglions sympathiques qui se trouvent dans cet organe. De cette manière, la digitale devrait, d'après leur opinion, paralyser les mouvements du cœur, et cela d'autant plus qu'il y a des expériences, instituées pour déterminer la pression artérielle latérale moyenne qui indiquaient un affaiblissement de la force du cœur. Les autres, en s'appuyant principalement sur le ralentissement des contractions cardiaques, quand on administre certaines doses de digitale, et sur l'accélération consécutive de ces contractions, dans l'administration de doses toxiques de ce médicament, expliquaient ces symptômes par une irritation de la partie de la moelle allongée, où le pneumogastrique prend naissance. Les doses moyennes, en irritant le bout central du nerf vague, ralentissaient les contractions du cœur; les doses toxiques au contraire déterminaient une accélération des contractions cardiaques, en paralysant ce nerf. En un mot, les symptômes que l'on observait dans l'administration de doses moyennes étaient placés à côté de ceux que l'on remarque dans l'irritation du nerf vague, et les symptômes observés dans les doses toxiques à côté de ceux que l'on voit après la section de ce nerf. Les expérimentateurs voulaient appuyer une telle manière de voir sur des recherches faites sur des animaux auxquels on avait sectionné le nerf vague, avant l'introduction des préparations de digitale dans le sang, ou après cette introduction. L'introduction de ces préparations après la section ne déterminait pas le ralentissement *habituel* des contractions cardiaques; d'un autre côté, la section du pneumogastrique faite après l'introduction de la digitale dans le sang, diminuait l'action ralentissante de la digitale sur les contractions cardiaques. Nous devons cependant faire observer que la section des pneumogastriques, dans les deux cas, ne diminue que la production des symptômes; mais elle n'annihile pas complétement l'action de la digitale. Cela dépend naturellement beaucoup des doses, de telle sorte que dans quelques cas, la section du nerf vague, avant l'intoxication ou après, n'exerce aucune influence essentielle sur les symptômes que présente d'habitude l'action de la digitale, et chez quelques animaux, comme chez les grenouilles, elle ne change en rien la marche de l'empoisonnement par ce médicament. Chez la grenouille, le cœur dont les mouvements sont ralentis sous l'influence de la digitaline s'arrête dans la diastole, quand on excite le bout périphérique du nerf vague, par un courant électrique induit. Dans cet état, il reste quelquefois une minute tout entière, et recommence de nouveau à battre lentement. Une excitation fréquente du nerf vague, chez une grenouille empoisonnée par la digitaline, retarde l'apparition de la paralysie définitive du cœur.

Dans ces derniers temps, on a ajouté à la théorie de l'action de la digitale sur les nerfs vagues, la supposition d'une action de ce médicament sur les appareils qui accélèrent les mouvements du cœur. La pression latérale qui s'accroît sous l'influence de la digitale, augmente encore plus, quand on a sanctionné le nerf vague, et tombe considérablement, quand on a détruit la partie supérieure de la moelle épinière entre la première et la seconde vertèbre cervicale. Cette diminution de la pression latérale est expliquée par les uns (Ludwig, Thiry) par la dilatation d'un grand nombre d'artères du corps sous l'influence d'une paralysie du centre vasomateur placé dans la moelle allongée. D'autres au contraire (Bezold et ses adhérents) admettent l'existence de courants nerveux allant directement de la moelle allongée au cœur; leur excitation détermine une accélération des contractions du cœur et un accroissement de la pression latérale. Quand ce centre est dans un état de paralysie, les contractions sont ralenties et la pression latérale diminue. D'après les recherches qui ont été faites dans ces derniers temps, on peut admettre, avec la plus grande probabilité, que les deux causes ont une influence considérable sur la fréquence des contractions et l'étendue de la pression latérale. L'existence du centre de Bezold, qui accélère les mouvements du cœur, est démontrée ; mais on a également démontré aussi l'influence du rétrécissement et de la dilatation des artères de la périphérie, sur l'accélération et le ralentissement des contractions du cœur.

Une fois que l'on a admis l'influence de la digitaline sur les appareils qui ralentissent ou qui accélèrent les mouvements du cœur, on comprend naturellement l'apparition de l'accélération primitive et du ralentissement des contractions cardiaques. De petites doses agissent sur les appareils qui accélèrent les mouvements du cœur ; de fortes doses excitent les appareils qui ralentissent ces mouvements et qui sont paralysés par l'augmentation de la dose ; c'est alors que se montre l'accélération paralytique des mouvements du cœur.

Mais cette théorie n'épuise pas tous les faits que l'on observe dans les recherches que l'on entreprend avec la digitale : le cœur d'une grenouille empoisonnée avec la digitaline cesse de battre dans la systole ventriculaire, et non dans la diastole, ainsi que cela a lieu dans l'excitation du pneumogastrique. Sous l'influence de la digitaline, comme sous celle de beaucoup d'autres poisons du cœur, l'excitabilité des muscles du squelette diminue naturellement à un moindre degré que celle du muscle cardiaque. En excitant les muscles de l'une des extrémités inférieures de la grenouille, plusieurs jours de suite, par un courant d'induction, on peut arriver à ce

résultat que, quand on empoisonne par la digitale, l'extrémité préalablement excitée se trouve paralysée tout de
suite après la cessation des contractions ventriculaires,
et ayant la suspension définitive des contractions auricu-
laires. Il n'existe aucun doute sur l'influence exercée
par la digitaline sur le tissu musculaire, mais cette action est différente sur le tissu musculaire du cœur. La
force du muscle cardiaque diminué manifestement quand
on administre des doses toxiques ; cependant le cœur
meurt à l'état de contraction, état dans lequel il devient
rigide. Les muscles des extrémités meurent à l'état de
relâchement. Cette particularité de l'action de la digitaline sur le tissu musculaire du cœur doit être attribuée
à ce que présente de particulier l'appareil nerveux de
cet organe même, qui possède des ganglions permettant
au cœur, séparé du corps et de tous les autres appareils
nerveux, d'exécuter des mouvements rhythmiques. La
participation de ces ganglions à l'empoisonnement par la
digitaline et par d'autres poisons analogues du cœur
(upas antiar, tanghinia venenifera, veratrum, ellébore)
est d'autant plus vraisemblable que la section de la
moelle allongée de la grenouille dans l'empoisonnement
par les substances indiquées plus haut, ne produit pas
de changement bien prononcé, dans les phénomènes
toxiques, tandis que le caractère du rhythme du cœur
se trouve altéré malgré cela. Au commencement, ainsi
que je l'ai dit, il s'accélère, puis il se ralentit ; ensuite
se montrent des contractions péristaltiques du ventricule, c'est-à-dire que la contraction des oreillettes se
trouve suivie de la contraction du tiers supérieur du
ventricule ; cette contraction passe ensuite à la pointe du

cœur, tandis qu'à la base, la dilatation commence déjà.
Peu de temps avant la paralysie complète du cœur, on
remarque encore de plus grandes irrégularités dans les
contractions ventriculaires, de telle sorte que la moitié
droite, ou la moitié gauche, ou la partie supérieure du
ventricule se contracte tandis que les autres parties restent dilatées. Enfin, quand le ventricule cesse complète-
ment ses mouvements, on peut quelquefois remarquer
un point ou deux qui présentent des pulsations, et qui
correspondent aux contractions locales des parois ventriculaires. Assez souvent, on observe que les deux oreillettes ne se contractent pas en même temps, que presque
jamais elles ne cessent de se contracter en même temps
que le ventricule, qu'elles lui survivent encore de deux
à neuf minutes. Enfin le ventricule cesse de se contracter sous l'influence du poison : alors l'excitation du nerf
vague amène le repos des oreillettes au moment de leur
contraction.

L'altération du rhythme, au point de vue de la fréquence des contractions, l'irrégularité dans la succes-
sion des contractions des diverses parties du cœur, sous
l'influence d'une intoxication par les poisons du cœur,
l'invariabilité de ces phénomènes quand on a détruit
la moelle allongée, militent, avec une grande vraisemblance, en faveur d'une participation considérable des
ganglions du cœur dans l'intoxication par les poisons de
cet organe.

J'ai emprunté ces recherches sur l'influence des poisons du cœur, sur cet organe, au travail très-remar-
quable d'un jeune savant russe, le Dr W. Dybkowsky,
entrepris sous la direction du Dr E. Pelickan.

En considérant toutes les données expérimentales sur l'action de la digitale, nous nous convaincrons que la théorie basée sur l'action de cette plante sur le cœur et sur les ganglions cardiaques, présente, par elle-même, beaucoup plus de vraisemblance que la théorie de l'excitation et de la paralysie des appareils nerveux qui se trouvent, en dehors du cœur, dans la moelle allongée, d'un centre du ralentissement (Weber) et d'un centre d'accélération des mouvements du cœur (Bezold). Les bases principales de cette dernière théorie sont, comme nous l'avons vu, une coïncidence des altérations de fréquence des mouvements du cœur, dans les empoisonnements par la digitale, avec les altérations que l'on observe dans la section et l'irritation de la moelle allongée. Cette théorie se trouve appuyée, jusqu'à un certain point, par les recherches que l'on a faites sur la pression artérielle latérale. Malgré cela, on ne peut méconnaître que, quand on fait cesser l'influence de la moelle allongée, les symptômes de l'empoisonnement par la digitaline ou par d'autres poisons du cœur, chez quelques animaux, comme par exemple la grenouille, ne se trouvent pas modifiés. Chez les chiens même, la section du nerf vague et l'irritation de ce nerf dans l'empoisonnement, soit avant, soit après l'opération, ne changent pas essentiellement la marche de cette intoxication. Si le ralentissement des mouvements du cœur, dans l'empoisonnement par la digitaline, était le résultat de l'irritation du nerf vague, la section de ce nerf devrait annihiler définitivement l'effet de l'action du médicament, ce qui cependant n'est pas le cas. La section du pneumogastrique, dans ces cas, ne diminue le ralentissement des

contractions du cœur, d'une façon plus ou moins considérable, que suivant la dose de digitaline qui a été
donnée auparavant. Ce ralentissement diminue, parce
qu'il s'ajoute une nouvelle cause qui accélère les contractions du cœur, et obscurcit ainsi l'effet du premier
agent.

On voit par là que des recherches, beaucoup plus directes, militent en faveur de la théorie de l'action de la
digitale sur le muscle cardiaque et ses ganglions. Les
observations cliniques elles-mêmes sur la différence de
sensibilité à la digitale, dans les divers états pathologiques du cœur, parlent bien plus pour l'action directe de
la digitale sur le cœur, que pour une action amenée par
l'intermédiaire de la moelle allongée.

Sans doute chez les mammifères, le nerf vague, le
centre de Bezold et enfin le centre vaso-moteur de la
moelle allongée, en modifiant l'innervation et la mobilité du cœur, exercent une influence importante sur le
développement de l'action de la digitaline. C'est pour cela
qu'en nous basant sur les observations cliniques, sur les
expériences entreprises avec la digitaline, sur les animaux, à différents points de vue, nous pouvons, relativement à ce médicament, tirer la conclusion générale suivante : les doses moyennes agissent sur le tissu musculaire
et sur l'appareil nerveux du cœur lui-même, et déterminent une accélération ou un ralentissement des contractions cardiaques (suivant la dose, la durée de l'usage de
la digitaline, l'idiosyncrasie du sujet) ; elles augmentent
la pression latérale dans les artères : alors la force du
cœur augmente ; par contre, dans les doses toxiques, elle
diminue et le cœur se paralyse. En même temps que la

force du cœur augmente, la faculté régulatrice du pneumo-gastrique s'accroît, à ce qu'il semble, par l'usage de la digitale, de sorte que le cœur qui gagne en force avec des doses moyennes, se trouve en même temps davantage soumis à l'influence du nerf vague.

En analysant notre opinion sur l'action de la digitale, nous n'avons pas eu le dessein d'établir une nouvelle théorie, mais nous n'avons voulu que démontrer l'imperfection des théories qui existent et qui n'embrassent pas toute la somme des faits que l'on observe dans l'emploi de ce médicament. Les conditions qui favorisent le mouvement du cœur, la fréquence plus ou moins grande de son rhythme, la force plus ou moins grande de chaque contraction, sont si compliquées, qu'il y a une tâche qui est presque impraticable, c'est de déterminer la cause la plus prochaine des altérations des contractions du cœur sous l'influence de la digitale, surtout aux doses que nous employons chez les malades. La possibilité d'un changement dans le bruit des vaisseaux artériels sous l'influence de l'irritation du centre vasomoteur d'un côté, l'irritation plus grande ou plus faible des centres de Bezold et de Weber d'un autre côté, enfin tel ou tel état de l'appareil nerveux du cœur lui-même ou de son tissu musculaire, doivent, selon toute probabilité, exercer une influence sur tel ou tel effet des préparations de digitale que l'on emploie. C'est pour cela qu'il est donc très-sage de rester dans le côté factice de cette question, sans se laisser entraîner à des explications théoriques.

DE L'ACTION DES SELS DE POTASSE ET DE L'ACIDE PRUS-

SIQUE. — Dans ces derniers temps, nous avons ajouté à l'infusion de digitale, des sels de potasse ; habituellement, c'est l'acétate de potasse, car nous avons remarqué que l'action de la digitale se développe plus tôt, même à de petites doses, à l'aide d'un sel potassique. Les sels de potasse sont très-avantageux comme adjuvants, car les indications à l'emploi de la digitale continuent très-longtemps, et les malades peuvent s'habituer à ce remède, ou bien il peut se présenter un obstacle qui a déterminé l'interruption de l'emploi de la digitale : nous voulons parler de l'action cumulative de ce médicament chez quelques sujets.

 Il est difficile de dire de quelle manière l'acétate de potasse à petites doses, par exemple deux à quatre grammes (un demi-gros à un gros), agit dans l'hypertrophie avec dilatation de l'un ou de l'autre ventricule. Seulement il n'y a aucun doute à ce fait, que l'accélération des mouvements du cœur, l'augmentation de l'excitabilité de cet organe, et les symptômes de l'affaiblissement de son action, peuvent céder à l'emploi des sels potassiques seuls, et cela d'une façon très-prononcée, ce qui s'accompagne habituellement d'un ralentissement des contractions cardiaques. Ces phénomènes ont une grande analogie avec ceux que l'on observe dans l'emploi de la digitale. Les sels de potasse se distinguent de la digitale, dans leur action sur le cœur, en ce que, autant que je sache, ils ne déterminent pas d'accélération ni primitive, ni secondaire, ni paralytique des contractions du cœur.

 Les expériences faites sur les animaux chez lesquels on a injecté des sels de potasse dans le sang, ont montré un ralentissement double des mouvements cardiaques :

dans l'un, la pression latérale artérielle moyenne augmente, ce qui répond à un accroissement de la force du
cœur; dans l'autre, qui se montre quand le médicament a
agi plus longtemps, la pression artérielle baisse et il se
produit consécutivement une diminution de la force du
cœur. Il résulte de là que l'action ralentissante des sels
potassiques a une très-grande analogie avec l'action ralentissante de la digitale.

L'action des sels de potasse, à doses toxiques, se démontre par un état paralytique du cœur : alors il meurt,
non pas au moment de la systole du ventricule, comme
dans la digitale, mais au moment de la diastole de ce
ventricule (d'après les expériences faites par Podkopiyew). Cette différence se trouve produite, selon toute
probabilité, par la différence d'action de la digitale et
des sels de potasse sur les ganglions sympathiques du
cœur.

Quand on injectait des sels de potassse sous la peau de
la grenouille, la paralysie et la cessation des mouvements
du cœur ne se montraient que 15 minutes après le début
de l'empoisonnement, et à peu près 7 minutes après
l'apparition des phénomènes de paralysie dans les extrémités. Le cœur restait, comme cela a été dit, dans la
diastole, et conservait encore pendant une heure la faculté d'exécuter quelques contractions à la suite d'une
excitation mécanique. Le cœur mourait rapidement, au
bout de 2 à 4 minutes, quand le sel de potasse agissait
directement sur lui : alors ses mouvements étaient interrompus pendant la systole ventriculaire et il restait à l'état de contraction.

On voit par là que, bien que les sels potassiques pré

sentent, dans leur action sur le cœur, une certaine analogie avec la digitale, on pouvait cependant les distinguer
de cette plante, en ce qu'ils agissent moins rapidement
sur le tissu musculaire du cœur, que sur les muscles
des extrémités, et qu'ils n'ont, selon toute probabilité,
ancune influence sur les ganglions sympathiques du cœur,
du moins cela n'a pas été remarqué dans les expériences
où on les a injectés sous la peau de la grenouille.

Comme, parmi les sels de potasse, nous avons choisi
l'acétate, nous avons eu l'occasion d'observer que ce sel
était plus facilement supporté par le canal gastro-intestinal que les autres sels potassiques. Après qu'il a été
absorbé et qu'il a passé dans le sang, il se transforme,
en vertu de la faculté d'oxydation qui existe dans l'organisme, en bicarbonate de potasse, et augmente la sécrétion urinaire. Cette dernière circonstance remplit la
seconde indication du traitement des lésions compensatrices, et c'est ainsi que se trouvent diminués les obstacles
au cours du sang, au moyen d'une diminution de la
masse de ce liquide.

L'addition d'une drachme (4 grammes) d'eau d'a-
mandes amères à une forte mixture de 6 onces (180 gr.)
n'a qu'une importance très-subordonnée. L'efficacité de
ce remède, donné à la dose de cinq gouttes toutes les
deux heures, est encore problématique. Il ne serait pas
convenable d'augmenter les doses d'une préparation d'a-
cide prussique quand il existe déjà un affaiblissement si
prononcé du cœur, puisque de fortes doses de cet acide
sont capables de déterminer des symptômes d'affaiblissement de l'organe. Les indications à l'emploi d'une des
faibles préparations d'acide prussique, comme l'eau d'a-

mandes amères, sont habituellement les suivantes : accroissement de l'irritabilité du cœur, sensation de dyspnée et de palpitations. Il est très-vraisemblable que
cette préparation calme, car elle diminue la sensibilité
des centres nerveux, les sensations morbides de la dyspnée et des palpitations et la sensibilité de la région du
cœur; de plus, l'eau d'amandes amères améliore le goût
de la mixture, en lui donnant un léger arome.

Émissions sanguines générales. — En remplissant,
par les remèdes cités plus haut, les indications d'une diminution dans l'accroissement de l'irritabilité du cœur,
et de l'augmentation de la force de cet organe, nous devons aussi avoir soin de diminuer ou d'éloigner les
obstacles qui s'opposent à l'activité cardiaque. La masse
du sang forme, comme on le sait, un des obstacles principaux que rencontre le cœur. En diminuant cette masse,
on créerait un moyen très-important qui aiderait à rétablir la force de cet organe. Si nous pensons que la masse
du sang se partage inégalement dans le système vasculaire et que, pendant l'existence des lésions compensatrices, la quantité du sang, dans le système veineux, quand
on la compare à celle qui existe dans le système artériel,
dépasse considérablement la normale, involontairement
il peut naître l'idée de changer rapidement ce partage
inégal du sang par une émission sanguine générale.

Il est vrai qu'autrefois, assez souvent, quand il existait
des lésions compensatrices, on a eu recours à cette mesure. Aujourd'hui, nous la regardons comme un moyen
nuisible, et quelquefois même dangereux, pour diminuer
la masse du sang. On ne doit s'en servir que dans les cas

extrêmes, dans les états qui menacent la vie, et qui se
développent à la suite d'une stase veineuse excessive,
dans des organes nécessaires à l'entretien de la vie : ainsi,
quand il existe une stase veineuse dans la cavité crânienne, quand il y a une distension considérable du ventricule droit, qui pourrait conduire à une paralysie de
ce ventricule, lorsqu'il s'est produit un œdème considérable des poumons, développé sous l'influence d'un
obstacle à la déplétion de l'artère pulmonaire. Lorsque
tous les symptômes menaçants que nous avons indiqués
se développent rapidement chez un jeune sujet, placé
dans de bonnes conditions de nutrition, on peut, dans
quelques cas, permettre une émission sanguine générale,
surtout quand nous pourrons supposer que le cœur n'est
affaibli que d'une manière temporaire, sous l'influence
d'un obstacle quelconque à la circulation qui s'est produit rapidement; l'affaiblissement du cœur ne se
montre pas alors comme le résultat direct de l'atrophie
musculaire. On ne doit cependant pas oublier que la diminution de la masse du sang déterminée par une émission sanguine, se trouve assez rapidement remplacée par
l'augmentation des liquides qui sortent des tissus pour
pénétrer dans le sang. D'ailleurs, le sang devient beaucoup plus liquide, et pendant longtemps la quantité des
globules rouges qui a été perdue, ne se trouve pas remplacée, parce qu'ils ne se forment que très-lentement et
d'une façon d'autant plus insuffisante que le sujet est plus
âgé. Quand il y a une diminution dans les globules rouges
du sang, les conditions de nutrition de l'organisme sont
insuffisantes, le processus atrophique du muscle hypertrophié s'accélère considérablement, la force du cœur

diminue, et quand il existe un nouvel obstacle, même insignifiant à la circulation, la compensation se trouve très-facilement altérée; quand les troubles apportés à cette compensation se répètent, lorsque le sang est déjà hydrémique, et que le muscle cardiaque est encore plus affaibli, l'hydrémie augmente à la suite de la rétention consécutive de l'urine, et il se développe des phénomènes d'hydropisie qui hâtent considérablement l'issue fatale de la maladie.

Pour baser tous ces motifs, il faut avant de nous décider à pratiquer une émission sanguine générale, examiner très-attentivement toutes les indications de l'emploi de ce moyen. Dans la grande majorité des cas, on peut se passer de la saignée; lorsqu'elle est indiquée, elle n'apporte le plus souvent qu'un soulagement de très-courte durée ; quelquefois elle n'est suivie d'aucun soulagement, mais d'une lipothymie mortelle.

ÉMISSIONS SANGUINES LOCALES. — On peut, dans quelques cas, diminuer l'engorgement du système veineux par une émission sanguine locale, au moyen de sangsues, surtout placées à l'anus. Cette méthode des émissions sanguines se trouve surtout indiquée quand le foie a acquis un volume considérable et chez les sujets qui ont une tendance aux écoulements sanguins hémorrhoïdaux, et dont la rétention peut être déjà par elle-même une cause de lésions compensatrices. Mais cette méthode, qui consiste à diminuer la masse du sang, ne doit être employée qu'avec une grande prudence, bien que les émissions sanguines locales n'exercent pas, sur le développement de l'hydrémie, une influence aussi considérable que les émissions sanguines générales, et quoique ces dernières n'enlèvent pas plus de sang que les sangsues. Dans les émissions sanguines générales, c'est la rapidité avec laquelle se fait la déperdition sanguine qui présente une grande importance. Nous avons remarqué que, chez notre malade, après de légères émissions sanguines répétées, qui n'avaient d'importance que dans leur totalité, l'hydrémie et la diminution des globules rouges sanguins ne se sont pas développées aussi facilement qu'après un seul écoulement sanguin abondant et rapide, en supposant qu'il y ait eu dans les deux cas une hémorrhagie par les vaisseaux veineux. On peut admettre, avec quelque vraisemblance, qu'une perte rapide de sang détermine la pénétration rapide dans le système vasculaire de liquides venant des tissus, car elle diminue considérablement la pression du sang sur les parois vasculaires. Cette liquéfaction rapide du sang, qui en est la conséquence, doit très-probablement favoriser l'accélération et l'accroissement de la destruction des globules rouges du sang, qui périssent si facilement quand augmente leur courant endosmotique. Nous pouvons nous convaincre de ce dernier fait par une observation directe : lorsque nous soumettons du sang à l'action de solutions salines neutres, à différents degrés de concentration, nous voyons que cette portion du sang qui a été exposée plus souvent à l'influence des modifications de concentration, contient une moindre quantité de globules sanguins. On peut supposer, avec une grande probabilité, que ces modifications fréquentes du courant endosmotique, entre le contenu des globules sanguins et les parties qui les entourent, jouent un rôle important dans leur destruction dans l'organisme.

Comme il est difficile de décider si cette explication est juste, on peut toutefois élever des doutes sur ce fait, que la diminution des globules rouges dans le sang est bien moins considérable dans les émissions sanguines lentes, quoique plus abondantes, que dans celles qui sont rapides.

D'après ce que nous venons de dire, on voit que les émissions sanguines locales, comme celles qui sont générales, ne sont que des méthodes très-désavantageuses pour diminuer les obstacles à la circulation sanguine, puisque la diminution de la masse du sang se présente avec une perte concomitante d'autres éléments du sang, beaucoup plus importants pour la nutrition. C'est pour cela que, en évitant autant que possible ces méthodes, nous cherchons à remplir les indications qui y sont relatives, par d'autres moyens qui, par leur influence, peuvent enlever au corps les éléments liquides du sang.

Évacuants. — C'est dans ce but que l'on prescrit les évacuants ou les diurétiques. On donne les premiers dans les cas où il existe de la constipation et une distension du canal intestinal par des gaz. On ne doit pas employer les évacuants sans nécessité particulière, car nous savons quelle importance il faut attacher à la conservation de la bonne nutrition du malade, chez lequel se développe sans cela, sous l'influence d'un trouble de la circulation, une tendance à l'hydrémie. L'usage immodéré des évacuants peut, en troublant la digestion, favoriser l'aggravation des phénomènes morbides.

Diurétiques. — C'est pour ce motif que l'on peut dé-

crire les diurétiques comme étant les meilleurs remèdes
à employer pour diminuer la masse du sang. Les symptômes d'hydropisie qui se sont considérablement développés forment déjà une indication de première nécessité à l'emploi des diurétiques, bien que l'œdème des
différentes parties puisse disparaître, quand on a rempli la première indication, qui n'a pour but que de rétablir la force du cœur. Lorsque les symptômes d'hydropisie sont fortement développés , outre la mixture de
digitale avec l'acétate de potasse, nous ordonnons encore
d'autres diurétiques. La formule suivante est celle qui
nous est la plus habituelle :

```
Rp.   Baies de genièvre. . .   30 grammes (une once).
      F. une infusion de . .  150 grammes (cinq onces).
      Tartre boraté, de. . . .  4 grammes à 12 grammes (un gros
                                    à trois gros).
      Sirop de scille. . . . .  30 grammes (une once).
```

M. D. S. une cuillerée à soupe toutes les deux heures.
Cette mixture est employée alternativement avec celle
que nous avons indiquée plus haut.

Remplir l'indication qui consiste à augmenter la force
du cœur et à diminuer la masse du sang, constitue les
deux objets principaux du traitement de chaque malade
sans exception qui présente un trouble de compensation
apporté au cours du sang. Viennent ensuite des indications, pour ainsi dire particulières, individuelles, consis-
tant surtout à éloigner et à diminuer les causes accidentelles qui se présentent comme des obstacles plus ou
moins considérables et font naître une des causes des lésions compensatrices. C'est ici qu'il faut ranger la séda-
tion des quintes de toux, des douleurs pleurétiques, les

moyens de favoriser l'expectoration des mucosités qui s'accumulent dans les bronches, la disparition de la constipation.

Il est difficile d'énumérer toutes les complications possibles qui peuvent se présenter dans le cours de la lésion compensatrice d'une maladie de cœur, et qui, ou bien diminuent la force de cet organe et accroissent l'hydrémie, en affaiblissant la nutrition, ou présentent quelque nouvel obstacle à la circulation. Toutes ces complications accidentelles qui, par elles-mêmes, sont quelquefois sans importance, peuvent être très-sérieuses dans les affections du cœur et provoquent ainsi, en temps utile, un traitement méthodique déterminé par les relations du cas concret. L'analyse attentive et la critique, appropriée à chaque cas particulier, doivent être ici le guide principal du praticien.

Traitement du cas actuel. — Chez le malade que nous observons, la cause de la lésion compensatrice réside, selon toute probabilité, dans un affaiblissement de la nutrition du muscle du cœur. Les conditions principales qui favorisaient le développement de cet affaiblissement étaient : l'état hypertrophique du tissu musculaire du cœur, l'alcoolisme qui durait depuis de longues années, et l'attaque de choléra asiatique. La pleurite aiguë qui existait peu de temps auparavant ayant augmenté, de son côté, les obstacles, avait tellement affaibli le muscle cardiaque, que sa force ne suffisait plus pour les conditions ordinaires de la circulation. Pour rétablir l'activité du cœur et pour diminuer l'excitabilité de cet organe, nous avons prescrit l'infusion d'une petite dose de digitale,

avec addition d'acétate et de potasse, comme étant un
médicament qui d'abord entretient, par son influence
sur le cœur, l'action de la digitale et en second lieu augmente la sécrétion urinaire, et diminue ainsi la masse du
sang. Comme la pleurite était, à proprement parler, une
des causes définitives de l'affaiblissement de l'activité du
cœur, on devait, après avoir rempli la première indication, ne pas montrer moins de soins à remplir la seconde,
c'est-à-dire diminuer l'accroissement des obstacles à la
circulation. Mais, dans le cas actuel, nous avons affaire aux
suites de la pleurite, à l'exsudat pleurétique, qui, sans
doute, peut n'être pas bien étendu, puisqu'il ne détermine
qu'une matité peu considérable à la percussion de la partie postérieure de la moitié droite de la poitrine, très-peu
de diminution dans la vibration et la mobilité de la partie
droite et enfin très-peu d'affaiblissement du murmure
respiratoire. Cependant dans les conditions où se trouve
la circulation chez notre malade, cet exsudat pleurétique
insignifiant peut présenter un obstacle considérable à l'activité du cœur et c'est pour cela que l'on devait obtenir,
par un traitement spécial, l'accélération de la résorption
de ce reliquat du processus inflammatoire. On devait
prescrire des irritants locaux, sur la moitié droite de la
poitrine, par exemple des applications répétées de mou-
ches de Milan, le badigeonnage de ce côté avec de la
teinture d'iode, etc. Mais tous ces irritants locaux sont
désavantageux sous ce rapport, qu'en occasionnant de la
douleur, ils accélèrent les contractions du cœur qui,
sans cela, est déjà faible, et ensuite en enlevant au malade le repos de la nuit, ils ajoutent une nouvelle condition défavorable à la nutrition. Si notre malade était

moins hydrémique, sa nutrition aurait moins décliné, et nous aurions prescrit peut-être, même au degré qu'a atteint l'exsudat pleurétique, quelque irritant local. Cependant, même dans ces conditions, nous ne devons pas oublier, qu'aussi longtemps que la force du cœur n'est pas rétablie et que la déplétion du système veineux ne pourra pas se faire plus facilement, on n'attendra guère de résultat de l'usage des irritants locaux.

L'usage interne des médicaments qui favorisent la résorption, comme par exemple les préparations mercurielles, l'iodure de potassium, est, dans le cas actuel et en l'absence complète de symptômes inflammatoires aigus et dans des conditions si fâcheuses de nutrition, complétement contre-indiqué. En remplissant l'indication qui consiste à diminuer la masse du sang par les diurétiques, l'acétate de potasse, on remplit également celle qui favorise l'accélération de la résorption de l'exsudat pleurétique. La digitale, qui relève l'activité du cœur, agit dans ces cas, de son côté, comme diurétique. Dans les conditions où se trouve notre patient, nous devons, pour faciliter la résorption de l'exsudat pleurétique, nous borner à l'usage de légers diurétiques qui répondent en même temps à la première indication; et cela d'autant plus que l'observation nous montre que, quand la nutrition est mauvaise, les exsudats pleurétiques ne disparaissent ni par les irritants locaux ni par les médicaments qui augmentent la sécrétion. Dans ces cas, il nous reste un des meilleurs moyens qui améliorent la nutrition; on l'obtient par un bon air, un régime convenable, et l'usage de quelques remèdes pharmaceutiques.

Chez notre malade, l'amélioration de la nutrition est

une des tâches principales qui nous est imposée, et en réussissant à la remplir, on peut aussi bien améliorer, d'une façon essentielle, l'état du cœur, que seconder la résorption de l'exsudat pleurétique ; c'est pour cela que nous devons prescrire au malade une nourriture aussi substantielle que possible et riche en matières albuminoïdes. Nous ne devons pas oublier que, sous l'influence de la difficulté qu'éprouve le sang veineux à s'écouler hors du canal gastro-intestinal, le malade digère moins facilement, son appétit est diminué et la quantité de suc gastrique qui est sécrétée ne suffit pas à la digestion de la quantité d'aliments qui est nécessaire. C'est pour cela qu'il faut prescrire nécessairement une nourriture qui, bien que substantielle, est cependant aussi facile que possible à digérer : du bouillon, du lait, et autant que l'appétit le permet, de la viande ; le malade ne doit pas avoir de vin, car, sans aucun doute, il augmenterait l'excitabilité du cœur qui est déjà si grande, le mauvais état de la nutrition du malade, son hydrémie qui se reconnaît à la pâleur des téguments, à l'ascite, etc., nous met à même d'employer les substances pharmaceutiques qui favorisent la nutrition, le fer, le nitrate d'argent. Mais en présence d'un tel degré de faiblesse du cœur, devant un catarrhe gastro-intestinal qui s'est déjà developpé, nous devons provisoirement laisser de côté l'emploi de ces remèdes et surtout du fer ; nous les garderons pour la suite, quand nous aurons obtenu quelque résultat de l'emploi de la digitale. Pour baser ce que nous avons dit, nous devons nous borner à prescrire la mixture que nous avons indiquée plus haut, une nourriture substantielle et légère, et à ordonner le repos aussi complet que possible de l'esprit et du corps.

CHAPITRE V

MARCHE DE LA MALADIE

Après avoir déterminé le diagnostic, le traitement et le régime du malade, la tâche du praticien n'est pas encore épuisée.

Il y en a encore une autre qui ne présente pas moins d'importance et de difficulté, c'est l'observation ultérieure de la marche de la maladie. Cette tâche est d'autant plus difficile à remplir que l'art d'observer ne s'apprend pas seulement dans les livres, mais que l'on doit l'acquérir par la voie d'une expérience scientifique notoire. Une fois que nous connaissons l'état actuel et le passé d'un malade, nous pouvons nous en servir pour établir, suivant la nature du cas, une hypothèse plus ou moins vraisemblable. Cette hypothèse est le point de départ de notre traitement et détermine ainsi tel ou tel plan que nous devons nous faire pour observer le sujet qui se trouve devant nous. Il est extrêmement difficile d'observer sans avoir un plan de ce genre. L'organisme humain est tellement compliqué que l'observation journalière de toutes ses manifestations vitales possibles est un

devoir presque impraticable. Si, par exemple, nous
voulions, chez un malade qui présente des troubles dans
l'équilibre de la circulation, déterminer chaque jour le degré de sensibilité de la peau, sa force musculaire ; si nous
voulions, tous les jours, faire une analyse chimique quan-
titative de ses excrétions, nous risquerions, en examinant
ces phénomènes accessoires (qui doivent être regardés
comme tels dans ce cas), de négliger des symptômes plus
essentiels et bien plus importants. C'est pour cela qu'il
est absolument nécessaire de dresser un certain plan pour
l'observation ultérieure du malade. On ne doit cependant pas oublier que ce plan a pour fondement une hypothèse plus ou moins vraisemblable, et comme l'observation ultérieure du sujet peut confirmer cette hypothèse
ou la détruire, l'objectivité de l'observateur, c'est-à-dire
sa subordination non exclusive à une hypothèse qu'il a
admise, est une condition nécessaire de l'exacte observation. Comme le médecin s'impose la tâche de poursuivre
les altérations les plus importantes qui existent dans
l'organisme d'un malade, il doit absolument entreprendre
de temps en temps un examen complet de ce malade, et le
diriger sur telle partie du corps qui n'a aucune connexion évidente avec la forme pathologique fondamentale.
Dans ces recherches répétées, on rencontrera assez
souvent de nouveaux symptômes, ou bien on en recon-
naîtra qui, sans doute, existaient déjà auparavant, mais
que l'on n'avait pas encore fait provenir d'une cause
quelconque. C'est ainsi par exemple, qu'à un premier
examen, en palpant le ventre d'un malade atteint d'une
affection du cœur, nous ne rencontrerons absolument
aucune tumeur de nature hétérogène, et ce n'est peut-être

qu'à un second ou à un troisième examen que nous trouverons quelque processus pathologique qui, de son côté, pouvait exercer une certaine influence sur l'état pathologique fondamental du malade. Que de fois, par exemple, ne découvre-t-on pas un rein flottant qu'au second ou au troisième examen du malade. Une cause mécanique des troubles circulatoires, découverte au début, peut satisfaire complétement le médecin qui s'explique les divers troubles fonctionnels que présente le malade qu'il examine, par des altérations anatomiques des vaisseaux ou des valvules. Mais comme nous savons combien est variable la marche de ces affections organiques, dans les divers états où se trouve le système nerveux, la découverte d'un fait de ce genre, comme les reins flottants, peut apporter au malade un avantage considérable, car en prescrivant des mesures hygiéniques convenables, en faisant porter un bandage, nous écartons une cause considérable qui accroît l'irritabilité nerveuse. C'est pour cela que l'on doit se faire une règle de recommencer de temps en temps l'examen du malade, même dans les cas les plus clairs.

Comme l'affection principale de notre patient consiste surtout dans un trouble de la circulation sanguine, l'attention de l'observateur doit être dirigée de préférence sur le système vasculaire. De tout ce que nous avons dit qui a rapport à ce trouble, nous pouvons nous convaincre combien le cœur, aussi bien que différents autres organes qui se trouvent sous l'influence plus ou moins considérable du mouvement du sang, peut subir de troubles fonctionnels importants. Quand nous avons acquis une certitude sur la forme anatomique de la maladie, nous devons poursuivre continuellement dans l'organisme les modifications compensatrices, au moyen desquelles le malade peut éprouver un bien-être relatif. L'activité du cœur constitue, chez notre malade, l'objet principal de l'observation. C'est pour cela que l'on doit observer les altérations qui se montrent dans l'excitabilité motrice du cœur. Il ressort de là, comme condition essentielle, qu'il faut déterminer, tous les jours, plusieurs fois, le nombre des contractions cardiaques, quand cela est possible, dans différentes conditions, par exemple dans le repos, après les mouvements, etc. Il est nécessaire d'examiner alors la force et la place du choc du cœur, les changements survenus dans le diamètre de la matité précordiale, les modifications que présentent les souffles et les bruits du cœur, qui peuvent devenir plus forts et plus faibles et disparaître, suivant l'état de la force de l'organe. Il a déjà été dit plus haut quelle importante signification peuvent avoir pour la détermination de la fonction cardiaque, la disparition du souffle diastolique dans l'aorte, la substitution d'un bruit à ce souffle, et l'apparition d'un souffle systolique à la pointe du cœur. Le nombre et le caractère des pulsations, l'état des parois artérielles, le nombre des soi-disant pauses du pouls, le rapport qui existe entre le nombre des contractions cardiaques et celui des pulsations, le nombre et le caractère des mouvements respiratoires, l'auscultation et la percussion de la poitrine doivent être les objets d'une observation journalière. De même il faut déterminer chaque jour le volume, la sensibilité du foie, le degré de ballonnement du canal intestinal; le degré de réplétion de la avité abdominale par du liquide. Les variations qui se rencontrent dans l'œdème des différentes parties, la quantité d'urine sécrétée, l'apparition ou la disparition de l'albumine ou des cylindres contenus dans ce liquide, l'état des organes digestifs (appétit, évacuations alvines, etc.), enfin la sensation subjective du malade (dyspnée, palpitations de cœur, toux, sommeil, etc.), — tout cela doit être nécessairement l'objet d'une observation de tous les jours, au moins deux fois par jour. Car, en se basant sur les altérations qu'il a remarquées jusqu'ici, il est possible au médecin d'apporter, consciencieusement et suivant les indications, quelques modifications au traitement ordonné auparavant et au régime du malade. Ce n'est qu'avec une observation de ce genre que nous sommes en état de prendre à temps telle ou telle mesure, quand il survient quelque complication qui exerce une influence plus ou moins considérable sur l'état du malade.

La détermination du poids du malade, bien que moins essentielle ici que dans les autres formes pathologiques, a cependant une signification qui a sa valeur. Il ne faut pas oublier que l'augmentation du poids du corps, surtout pendant l'existence des lésions compensatrices, ou peu de temps avant, a une signification très-défavorable, parce qu'elle indique une rétention de liquides dans le corps. La quantité d'urine diminue, les symptômes d'hydropisie augmentent de telle sorte que l'augmentation de poids peut être le précurseur du développement considérable de l'hydropisie dans les diverses parties du corps. Notre observation serait plus sûre, si l'on déterminait la température du corps, bien qu'ici cette détermination n'ait naturellement pas la signification qu'elle présente dans le cours d'une affection fébrile aiguë quelconque.

La détermination quotidienne de la quantité des éléments principaux de l'urine nous donne des renseignements très-importants sur quelques processus d'oxydation qui se passent dans le corps, de même aussi sur la fonction des reins qui diminue peu à peu, sous l'influence de la stase veineuse, qui se produit dans cet organe, et à la suite de laquelle les produits d'une oxydation insuffisante sont retenus dans l'organisme; ce qui contribue beaucoup à l'aggravation de l'état du malade.

En un mot, les organes qui président au cours du sang, et les fonctions d'autres organes, qui ont avec eux une connexion intime, comme la respiration, la sécrétion urinaire, la digestion, doivent être l'objet principal de l'observation.

Relativement à la marche de la maladie chez notre patient, nous n'avons à ajouter que peu de chose à ce qui a été dit dans l'analyse des symptômes morbides Pendant la première semaine, le malade se sentait mieux, tous les jours, sous l'influence du traitement qui avait été prescrit. Les diamètres du cœur, surtout le diamètre transversal, diminuèrent considérablement. Le choc du cœur augmenta de force, les contractions devinrent moins fréquentes, le souffle systolique entendu à la pointe du cœur moins long, et même de temps en temps remplacé par un bruit normal. L'excitabilité motrice du cœur diminua considérablement, chaque pulsation devint plus grande, le pouls plus lent, et il fallut une assez grande force pour pouvoir le comprimer avec le doigt. Ce pouls prit manifestement plus d'ampleur, le nombre des inspirations diminua, chaque inspiration devint plus profonde, la quantité de liquide contenu dans l'abdomen

ainsi que le volume et la sensibilité de foie diminuèrent,
la quantité d'urine augmenta du double ; la dyspnée, les
palpitations et les douleurs que le malade éprouvait dans
la région du cœur diminuèrent considérablement.

Après une amélioration de ce genre, obtenue par l'u-
sage de la mixture de digitale, on prescrivit les pilules
de nitrate d'argent, pour seconder l'action de la mixture
et relever la nutrition du malade ; la mixture elle-même
fut interrompue. Toutefois, pendant l'usage de ces pilules
on vit se développer très-manifestement tous les phénomènes qui indiquaient un affaiblissement de l'activité du
cœur, de sorte que l'on prescrivit de nouveau la mixture
de digitale. Mais après avoir repris ce remède, nous ne
remarquâmes déjà plus qu'il y eut une amélioration bien
prononcée. Après des variations insignifiantes, l'état du
malade s'aggrava de plus en plus, et vers la fin de la seconde semaine, à partir du début du traitement que nous
avions institué, apparut un œdème des pieds ; l'accumulation du liquide augmenta dans la cavité abdominale, la
quantité d'urine diminua considérablement, les mouvements respiratoires augmentèrent énormément de fréquence. Cette accélération des mouvements respiratoires
dépassa par son intensité tous les autres symptômes et
s'expliqua par une augmentation continuelle du liquide
dans la cavité pleurale droite. Cette augmentation se fit,
sans que le malade éprouvât de douleurs pleurétiques, et
sans mouvement fébrile. Dans le cours de toute cette observation, le malade ne présenta presque pas de changement anormal dans sa température. Pendant que la
respiration se trouvait ainsi considérablement accélérée
(jusqu'à quarante inspirations par minute), le nombre

des contractions cardiaques, sans doute sous l'influence
de la digitale, fut très-restreint et ne monta pas toujours
à soixante-dix par minute ; chaque contraction conserva
ainsi longtemps sa force jusqu'à ce que les symptômes
de la dyspnée atteignirent le plus haut degré, par suite
du développement des symptômes de l'œdème du poumon
gauche. Ensuite, trois jours avant la mort, le pouls devint plus faible, la pulsation disparut sous une faible
pression du doigt, le nombre des respirations diminua
un peu et tomba de quarante à trente-six ; le malade
était plongé dans une somnolence très-profonde ; il se
plaignait peu et il mourut enfin en présentant une affaiblissement considérable du pouls et une augmentation
de la somnolence, un mois après son entrée dans notre
clinique. Deux semaines avant sa mort, lorsque apparut
l'œdème des extrémités inférieures, et que l'exsudat
commença à augmenter dans la cavité pleurale droite, la
quantité d'urine devint de plus en plus faible, et deux
jours avant la mort elle tomba à deux cents centimètres
cubes dans les vingt-quatre heures. La quantité d'urée
excrétée chaque jour devint extrêmement faible , et pendant les deux dernières semaines cette quantité rendue
chaque jour fut de dix grammes et quelquefois même
de six grammes. Jusqu'au moment où le coma apparut,
le malade se plaignait continuellement d'une douleur
dans la région du foie qui commença à diminuer remarquablement dans le cours des deux dernières semaines.
Pendant les derniers huit jours, le malade ne prit aucune nourriture ; ses selles étaient rares et de temps en
temps on y remarquait de petites quantités de sang.

Dans les derniers quinze jours, le traitement ne fut

pas changé d'une façon essentielle ; la même mixture de digitale formait la base du traitement. On prescrivit contre la constipation des laxatifs, et même une décoction de nerprun (15 grammes), une demi-once sur 6 onces (180 grammes), toutes les deux heures une cuillerée jusqu'à effet produit, ou les pilules suivantes :

Rp. Résine de jalap (un scrupule), 1 gramme 30 centigrammes.
Extrait de nerprun (un demi-gros), 2 grammes.

M. fs. a. 20 pilules, DS. à prendre 4 pilules.

En outre, quand se présenterait les douleurs de la région sternale et de la région hépatique, on prescrivit des frictions narcotiques.

CHAPITRE VI

AUTOPSIE

L'autopsie fut faite vingt-quatre heures après la mort par le professeur Illinsky, et donna les résultats suivants :

Légère coloration jaunâtre des téguments généraux, œdème à peine appréciable des extrémités inférieures.

Cavité crânienne. — La dure-mère est tendue, présente un reflet jaunâtre. Il y a beaucoup de sang dans le sinus longitudinal. La face interne de la dure-mère est lisse et brillante. L'arachnoïde a perdu par places sa transparence et se trouve considérablement épaissie à l'endroit des granulations de Pachioni. La pie-mère est légèrement infiltrée d'un liquide séreux et se détache facilement. La substance cérébrale est pâteuse; elle a une coloration jaunâtre, à peine appréciable. Les parties qui entourent les ventricules offrent un sablé très-abondant. La cavité ventriculaire ne renferme qu'une très-faible quantité de sérosité; sur les parois des cornes postérieures, il y a une ramification très-riche de vaisseaux veineux. Les artères de la base du cerveau ne présentent pas d'altération. Les stries acoustiques sont fortement développées. Le cervelet n'offre aucune altération.

Cavité abdominale. — Dans la cavité abdominale, il y a une accumulation considérable d'une sérosité jaunâtre. Les intestins sont irrégulièrement contractés. La surface supérieure du foie est libre de toute adhérence, cependant on rencontre beaucoup d'anciennes adhérences entre la vésicule biliaire et la courbure droite du côlon. L'épiploon est atrophié, et ce n'est que par places que l'on rencontre quelques restes de graisse. La séreuse de l'intestin grêle présente une ramification veineuse très-abondante ; en incisant le mésentère, il s'en écoule une très-grande quantité de sang noir.

Dans l'iléum on trouve, à environ deux pieds du cœcum, un diverticulum assez long, et en forme de massue. A la face inférieure du foie se trouvent quelques adhérences disséminées. La vésicule biliaire et le canal cholédoque sont distendus. Le contenu du duodénum est abondamment mélangé de bile que l'on peut facilement exprimer par l'ouverture duodénale. Le système veineux de la cavité abdominale est considérablement engorgé. Le foie ne présente pas une atrophie bien sensible ; il est remarquablement granulé, il est assez dense, il crépite légèrement quand on l'incise ; de la surface de section il s'écoule une très-grande quantité de sang. Cette surface de section est granuleuse et montre les caractères du foie muscade. La rate n'est pas augmentée de volume, elle est compacte, à la coupe elle présente un éclat particulier ; cependant elle n'est pas sèche.

Les deux reins sont hypertrophiés et compactes, leur

capsule se détache facilement, leur surface est d'un brun clair, la substance corticale est injectée.

La muqueuse du gros intestin présente une injection veineuse presque uniforme, la muqueuse de l'intestin grêle est pâle. L'estomac est distendu par une grande quantité d'aliments. La muqueuse est tuméfiée, avec de légers extravasats.

Cavité thoracique. — Dans la cavité pleurale droite, on trouve les traces d'une pleurite avec accumulation considérable d'un liquide séreux. Le poumon gauche est fortement adhérent en arrière avec la paroi thoracique. Dans la cavité péricardique se trouve une petite quantité de liquide séreux. Le cœur est très-volumineux, arrondi, très-fortement distendu par du sang, avec des extravasats sous-séreux à la pointe.

Le poumon droit est comprimé par un exsudat pleurétique abondant; au bord antérieur du lobe moyen se trouve un infarctus hémorrhagique du volume d'un œuf de poule. Le lobe inférieur renferme encore un peu d'air. Les gros vaisseaux sont fortement gorgés de sang. Le poumon gauche est volumineux, il présente un œdème très-considérable.

La longueur du cœur est de 5 pouces et demi, sa largeur à la base est de 6 pouces. L'épicarde présente des épaississements disséminés sous forme de taches aponévrotiques. La cavité du ventricule droit est fortement agrandie et ne renferme que des caillots sanguins, sans aucune trace de coagulums fibrineux. La valvule tricuspide est légèrement épaissie. Toute la surface des trabécules et des muscles papillaires paraît tachetée, parsemée de points jaunes. L'épaisseur des parois est de deux lignes. Dans l'oreillette droite se trouve un grand kyste fibreux contenant une substance brune. Dans la cavité ventriculaire gauche, qui est considérablement dilatée, on ne trouve que des caillots sanguins ; l'épaisseur des parois est de quatre lignes. A la coupe apparaissent un très-grand nombre de points jaunes, qui correspondent à la dégénérescence graisseuse du tissu. L'endocarde est considérablement épaissi, il ressemble à une aponévrose. Beaucoup de trabécules ont complétement disparu en ne laissant que des fibres tendineuses. Les valvules semi-lunaires de l'aorte sont altérées à un haut degré, elles sont ratatinées et ne s'enflent plus ; par places elles sont adhérentes et remplies de caillots fibrineux. A la valvule droite, on remarque latéralement une ouverture de la grosseur d'un pois qui se trouve limitée par un bord ar-rondi, symétrique et présentant par places des végéta-tions. La valvule mitrale est épaissie, raboteuse ; elle n'est pas rétractée. Les cordes tendineuses de cette valvule sont très-épaissies par places. Les muscles papillaires sont considérablement atrophiés. La tunique interne de l'aorte présente un haut degré de dégénérescence athé-romateuse, les parois de ce vaisseau sont généralement épaissies. Les artères brachiales, radiales, iliaques, fé-morales, carotides, offrent le même état. L'athérôme de l'aorte s'étend aussi à la partie thoracique de ce vais-seau. — La vessie est fortement contractée.

CHAPITRE VII

En comparant les données fournies par l'autopsie
avec les phénomènes observés pendant la vie, il en résulte que nos hypothèses principales sur l'état du malade
ont été confirmées par l'anatomie. C'étaient une induration étendue des artères, une insuffisance des valvules
semi-lunaires de l'aorte et en partie de la valvule mitrale
que l'on a rencontrées. L'insuffisance des valvules semi-
lunaires était manifestement déterminée par l'altération
anatomique considérable de ces valvules. L'insuffisance
mitrale ne pouvait pas être expliquée par les altérations
insignifiantes trouvées dans les voiles valvulaires ; mais
elle trouve une explication complète dans l'atrophie des
muscles papillaires. Les deux ventricules sont fortement
dilatés et leurs parois fortement hypertrophiées. En considérant l'étendue plus considérable de la dégénérescence graisseuse dans les parois du ventricule gauche,
on doit admettre que l'hypertophie de ce ventricule était,
quant à l'origine, antérieure à celle du ventricule droit.
Les altérations de la cavité et du tissu musculaire du

ventricule gauche ont suivi l'altération des artères et des valvules semi-lunaires, et ce n'est qu'après l'atrophie des muscles papillaires que s'est développée l'hypertrophie du ventricule droit, avec dilatation de sa cavité, et dégénérescence consécutive de ses parois. Les deux ventricules étaient dilatés par du sang, ce à quoi l'on devait s'attendre, en présence d'un affaiblissement si considérable de l'activité du cœur. Comme à l'autopsie on observe l'atrophie graisseuse des deux ventricules parvenue assez souvent à un développement bien plus considérable que dans le cas actuel, il faut admettre que dans ce cas une des causes les plus importantes de la faiblesse du cœur résidait dans une fatigue excessive de cet organe sous l'influence du processus pleurétique. L'augmentation du contenu de la cavité pleurale, qui se fit dans les deux dernières semaines, a eu manifestement une grande influence sur l'accroissement de l'obstacle apporté à la déplétion de l'artère pulmonaire et par conséquent du ventricule droit. Le poumon droit était comprimé par le liquide contenu dans la cavité pleurale, et enfin les vaisseaux sanguins du côté droit renfermaient une quantité considérable de sang. Il est très-probable que c'est sous l'influence du ralentissement du cours du sang dans le système de l'artère pulmonaire droite que s'est formé l'infarctus hémorrhagique qui avait le volume d'un œuf de poule. Pendant la vie, le diagnostic de cette rupture vasculaire n'était pas possible, parce qu'elle n'avait pas été accompagnée de crachats sanglants. D'un autre côté, la réplétion progressive de la cavité pleurale droite par du liquide couvrait ces symptômes à l'auscultation et à la percussion ; on aurait pu s'y attendre en présence du volume et de la position si superficielle de l'infarctus.

L'œdème du poumon gauche ne peut pas dans le cas actuel être regardé comme un des symptômes de l'hydropisie générale qui s'était étendue d'une façon peu manifeste au corps ; on ne doit l'attribuer qu'aux obstacles apportés à la déplétion de l'artère pulmonaire du côté droit qui se sont particulièrement accrus. Comme le sang heurtait dans l'artère pulmonaire droite contre de plus grands obstacles, à la suite de la compression du poumon droit par l'accumulation du liquide pleurétique, il devait, en vertu de causes physiques, affluer en plus grande quantité dans l'artère pulmonaire gauche, les parois de ce vaisseau devaient subir une pression qui dépassait considérablement la normale, ce qui devait amener la production de l'œdème par suite d'un certain degré de liquéfaction du sang. Dans ces conditions, l'échange des gaz devait être considérablement entravé ; par suite de l'accumulation du liquide pleurétique, le poumon droit ne respirait presque plus ; le poumon gauche ne pouvait pas suffire à l'échange gazeux, puisque ses alvéoles et ses bronches renfermaient le liquide qui transsudait du sang. L'accélération des mouvements respiratoires ne pouvait pas effectuer ici l'introduction dans l'organisme d'une quantité suffisante d'oxygène et une suffisante élimination de l'acide carbonique. Dans des circonstances pareilles, les produits d'une oxydation insuffisante devaient s'accumuler dans l'organisme. La quantité quotidienne d'urée tomba, comme nous l'avons vu, à 6 grammes, et il est très-probable que c'est sous l'influence de la rétention de ce produit, que se montra le coma, l'apathie, comme étant le résultat d'une intoxi-

cation des centres nerveux par les produits d'une oxydation insuffisante dans le corps, d'une part, sous l'influence d'une entrave dans l'échange des gaz, d'une autre part, sous l'influence d'un obstacle à la circulation
sanguine.

Il est hors de doute qu'à ce degré de développement
de la dégénérescence graisseuse du cœur, que nous
avons rencontrée ici, le malade aurait pu vivre bien
plus longtemps, si le poumon droit n'avait pas été comprimé par un exsudat pleurétique ; l'œdème pulmonaire
s'était ajouté dans ce cas, vers la fin de la maladie,
comme un phénomène partiel de l'hydropisie générale.

On trouva le foie légèrement atrophié, ce qui s'explique
par l'altération granuleuse de son tissu, à la suite de
l'hyperémie veineuse. On doit remarquer que, dans le
cas actuel, l'altération granuleuse a été très-rapide à se
développer, et cela s'est montré beaucoup plus tôt que
ce n'est le cas habituel. Bien des sujets vivent pendant des
années, avec une hyperémie veineuse du foie, sans qu'il s'y
produise une altération granuleuse consécutive. La rapidité et la précocité de la production de ce processus, chez
notre malade, peuvent s'expliquer par l'alcoolisme chronique.

Comme d'un côté l'alcoolisme a déterminé une dégénérescence des cellules du foie, mais que d'un autre côté
il a influencé l'accélération de la prolifération du tissu
interstitiel, il a pu favoriser beaucoup l'accélération
de l'atrophie des cellules hépatiques. Cette disparition
rapide des éléments celluleux n'a pas pu rester sans influence sur l'hématose et sur les altérations fonctionnelles
consécutives des centres nerveux.

Bien que les ramifications de la veine-porte aient été
gorgées de sang, le volume de la rate n'était pas augmenté et elle contenait peu de sang. L'explication de ce
fait a été donnée plus haut. La présence dans le sang
du stimulant du tissu musculaire de la rate est très-probable, quand on considère l'état des deux poumons et la
faiblesse de l'activité du cœur. Les autres symptômes
trouvés à l'autopsie dans la cavité abdominale s'expli-
quent d'une façon tout à fait suffisante par l'obstacle apporté à la déplétion du système veineux. Il nous reste
encore maintenant à considérer cette circonstance que
dans le tissu cérébral on n'a trouvé aucun processus
pathologique qui réponde à l'apparition de l'attaque d'a-
poplexie dont le malade fut atteint, vingt-cinq ans auparavant. Comme cette attaque, qui s'était manifestée
à cette époque par la perte de la connaissance et
une paralysie croisée, avait laissé des traces très-manifestes dans les muscles de la face et des extrémités, même
après un laps de temps de vingt-cinq ans, nous devions
nous attendre à trouver son ancien foyer hémorrhagique
dans quelque partie de la substance cérébrale, ce qui n'a
pas été le cas. Cela ne doit cependant pas sembler étrange,
quand on pense combien sont variées les manifestations
des diverses affections cérébrales. Quelquefois des altérations anatomiques très-prononcées sont accompagnées de
troubles fonctionnels du cerveau tout à fait insignifiants,
et réciproquement des altérations anatomiques très-insignifiantes déterminent des modifications très-manifestes
et très-prononcées dans les fonctions cérébrales. C'est à
l'avenir qu'est réservée l'explication scientifique de ces
faits.

TABLE DES MATIÈRES

FIN DE LA TABLE DES MATIÈRES.

Coulommiers. Typogr. A. Moussin